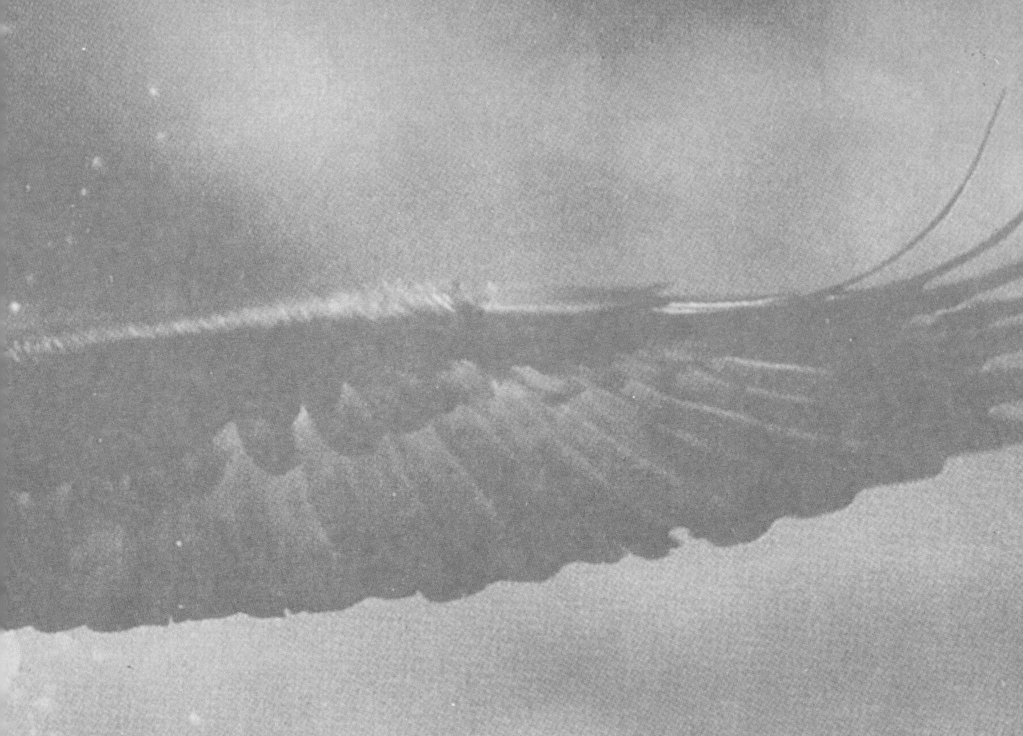

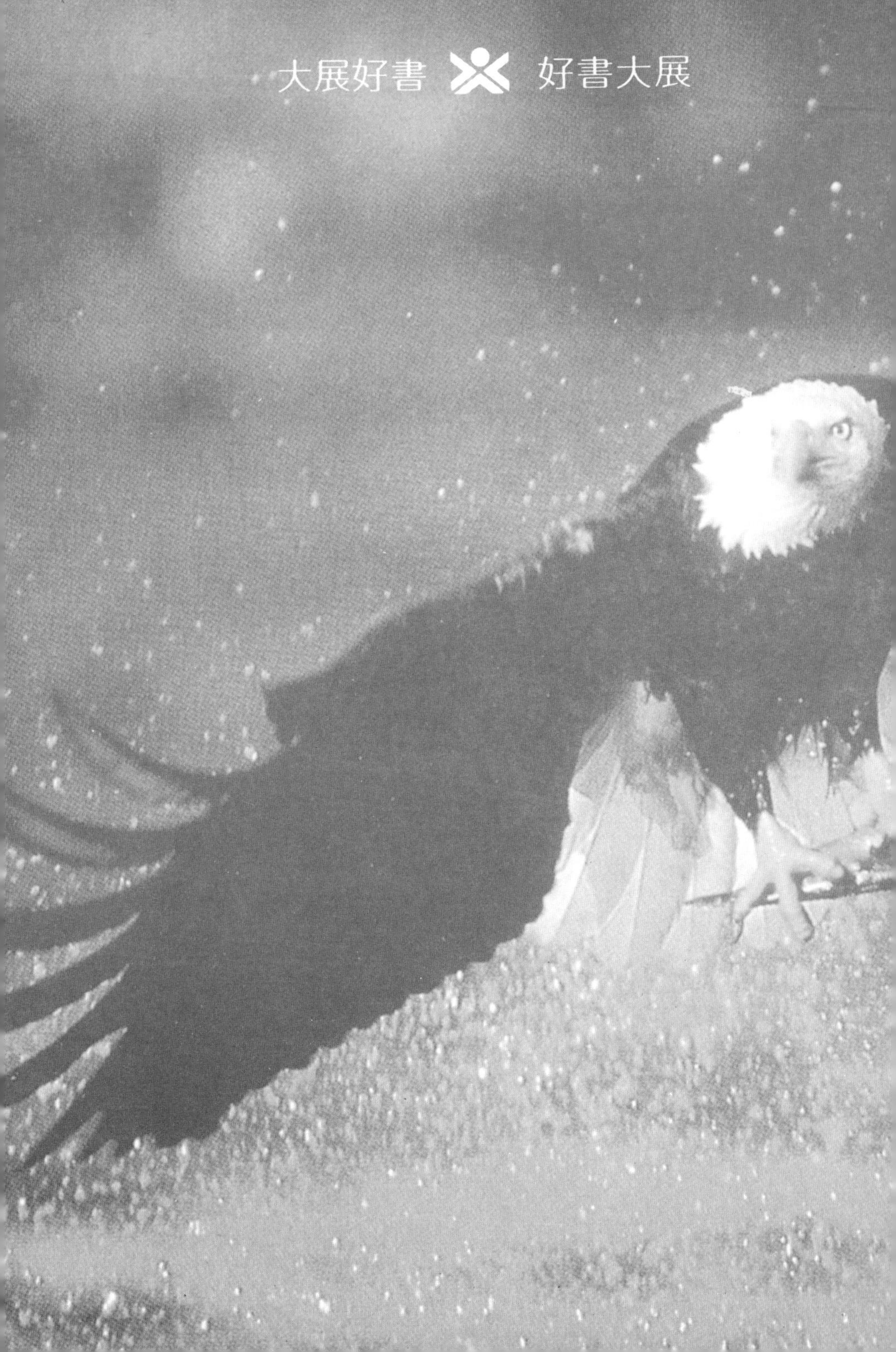

大展好書 好書大展

→黃醫師參加大連國際學術大會

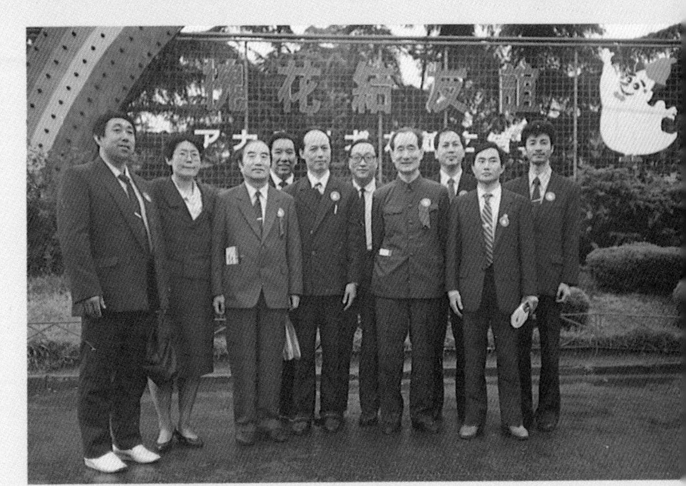

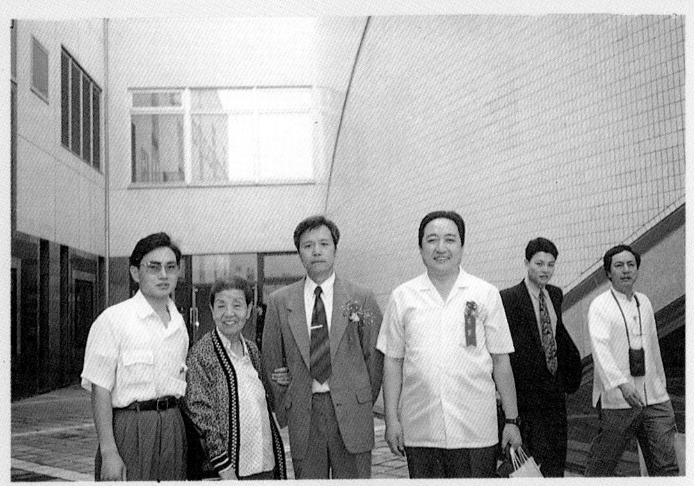

←黃醫師同全國政協委員楊純同志參加國際氣功大會

→與北京法源寺法師交談

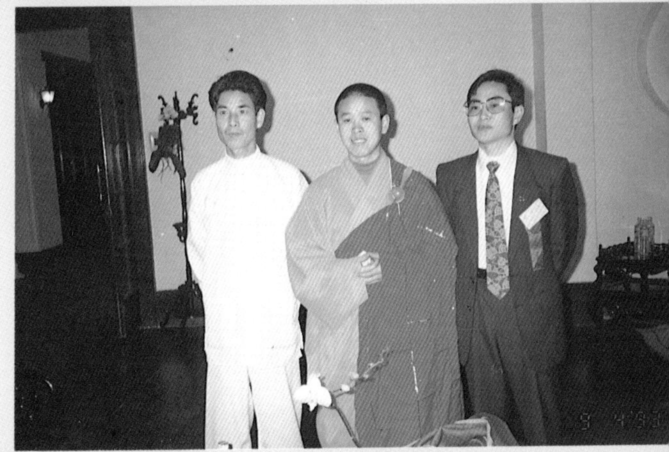

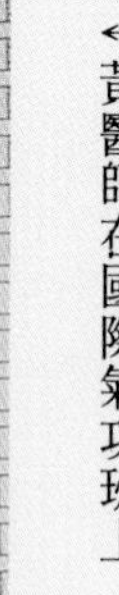

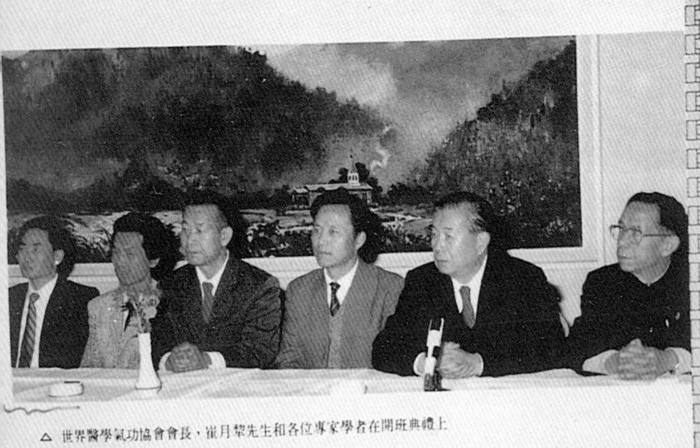

△世界醫學氣功協會會長，崔月犂先生和各位專家學者在開班典禮上

←黃醫師在國際氣功班上

→黃醫師同日本友人參加國際大會

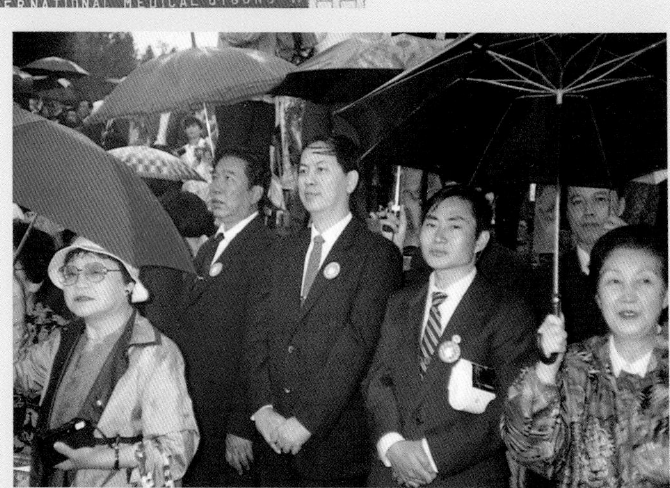

←黃醫師在日本進行氣功講學，獲感謝狀殊榮

日中氣功學會

感謝状

中国氣功師

黄 孝寛先生

一九八九年一月十三日、日中友好と氣功学術交流の為来日されて以来、約二ケ月間当会々員並日本の氣功関係者に対し高邁なる識見と治療技術を披瀝され多大なる功績を残されました。必ずや今後の日中氣功発展交流の礎となることと確信致します。茲に深甚なる感謝の意を表します。

平成元年三月九日

日中氣功学会 会長

第五十六世円満院門跡

大僧正 三浦道明

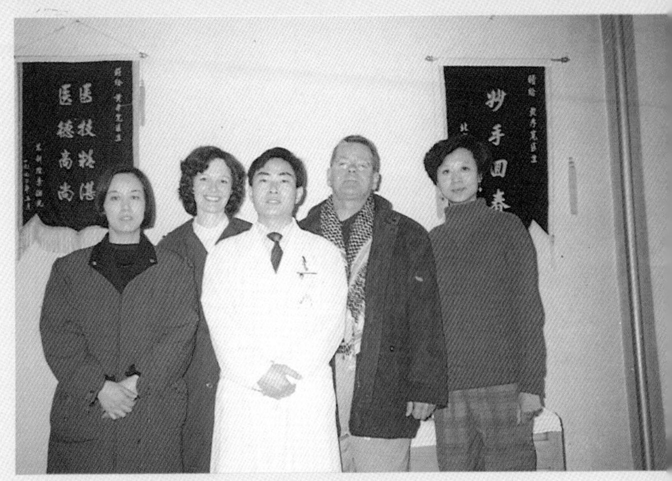

→黃醫師與國內外電視新聞專家在交流學術

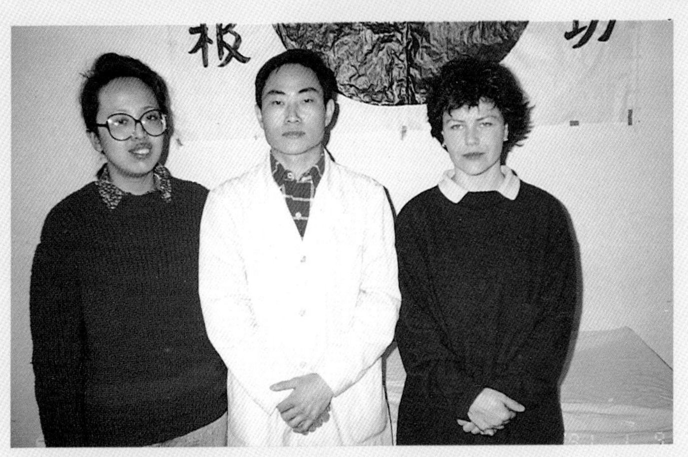

←黃醫師與瑞典學生交流氣功

↓→獲北韓授勛章及證書

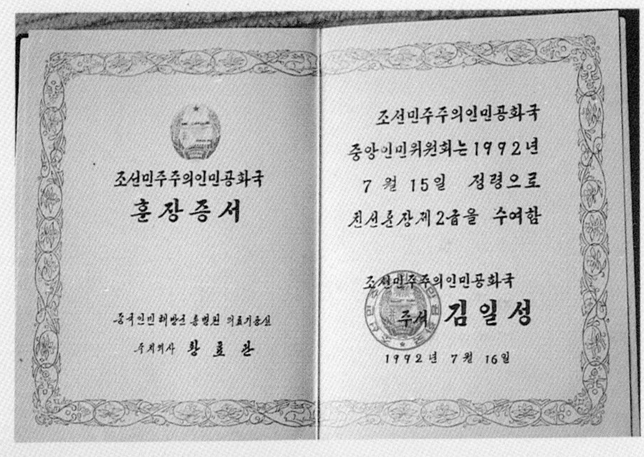

조선민주주의인민공화국
훈장증서

중국인민해방군 총병원 의료기술실
주치의사 황효관

조선민주주의인민공화국
중앙인민위원회는 1992년
7월 15일 정령으로
친선훈장제2급을 수여함

조선민주주의인민공화국
주석 김일성
1992년 7월 16일

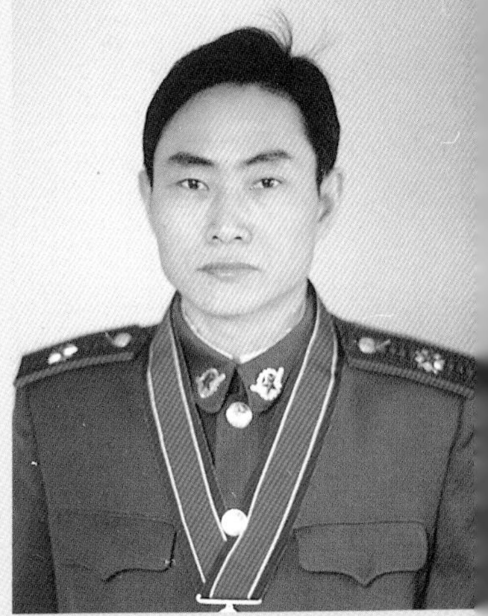

→黃醫師與中國氣功科學研究會理事長張震寰在一起

黃醫師在給原解放軍參謀長楊得志治療後留影

→黃醫師在北韓接受金日成親簽勛章後與有關領導人合影

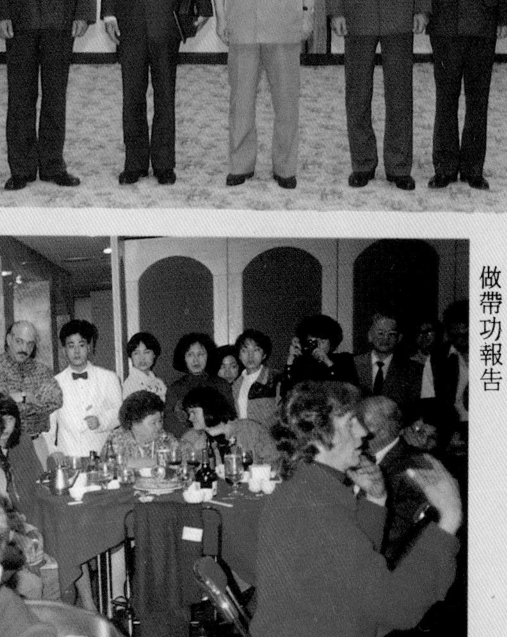

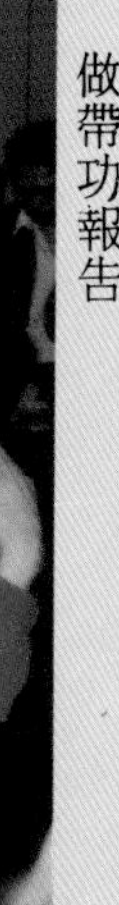

←黃醫師訪問聯合國總部時做帶功報告

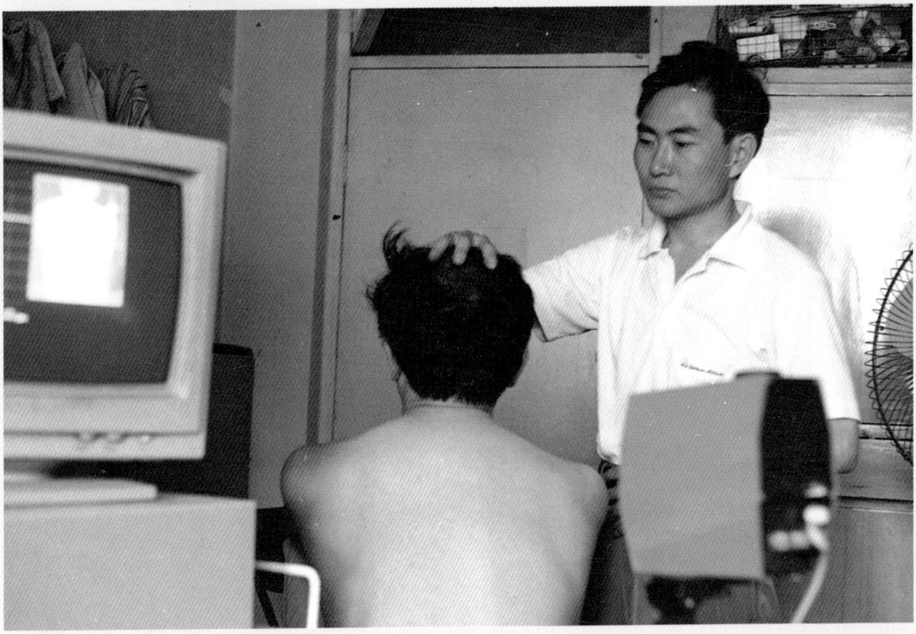

↑給被發氣者及測試現場

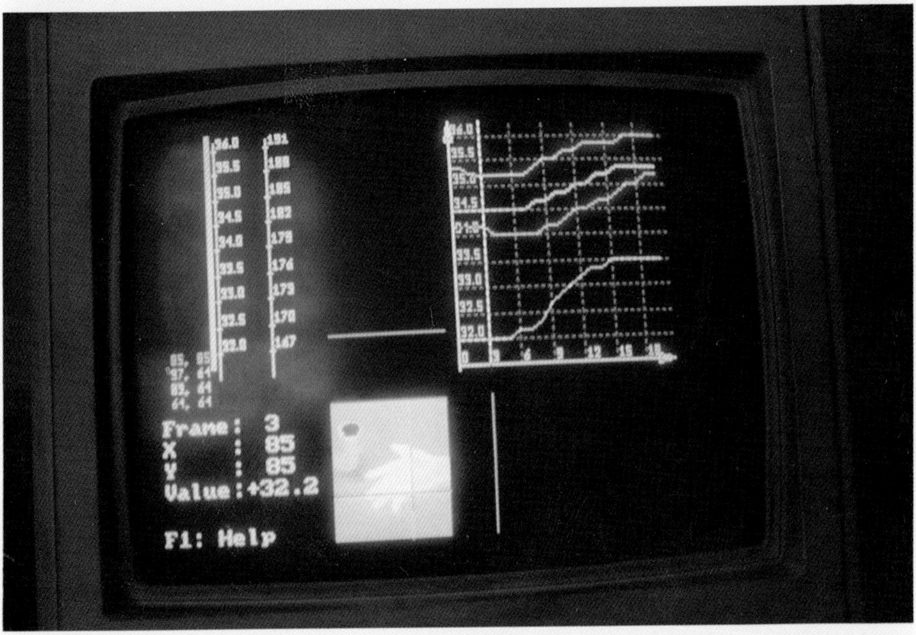

↑外氣升溫波譜圖

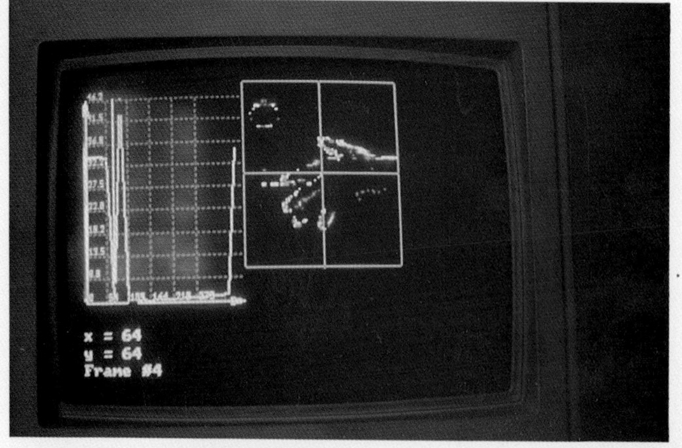

←手部外氣升溫波譜圖

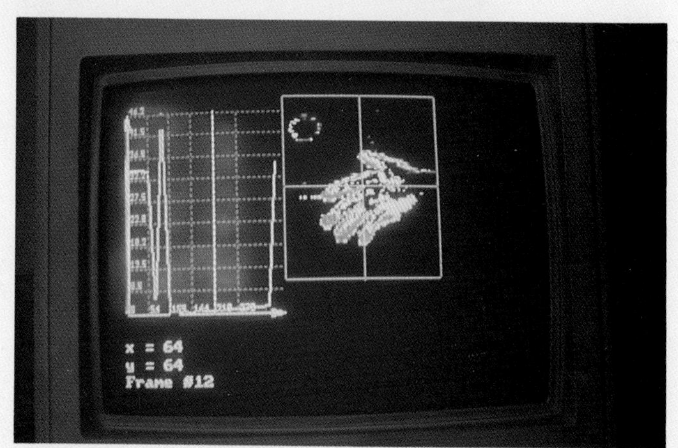

→手部外氣升溫波譜圖

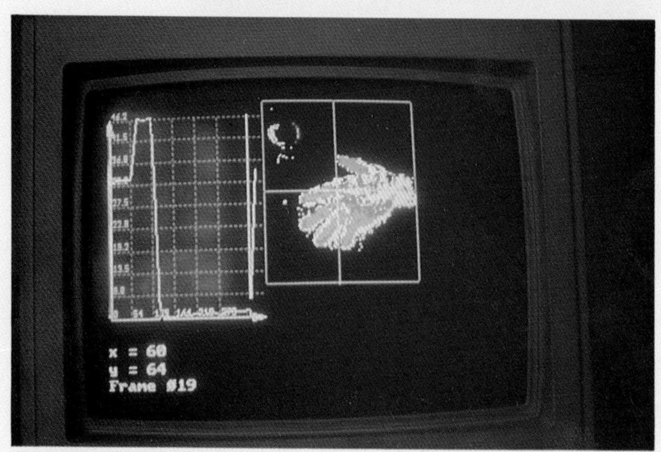

←手部外氣升溫波譜圖

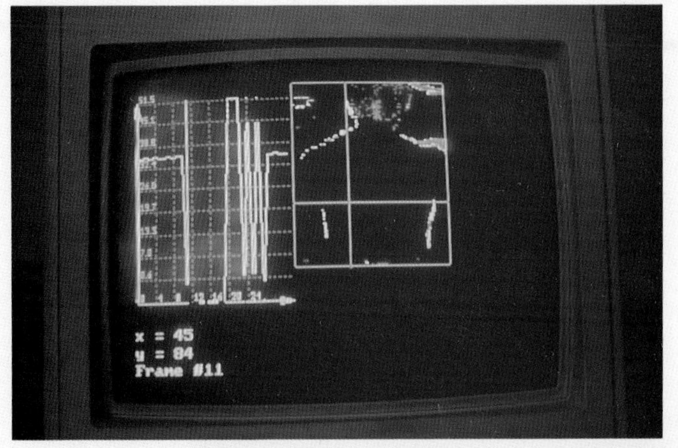

←外氣降溫波譜圖（給患者背部發氣）

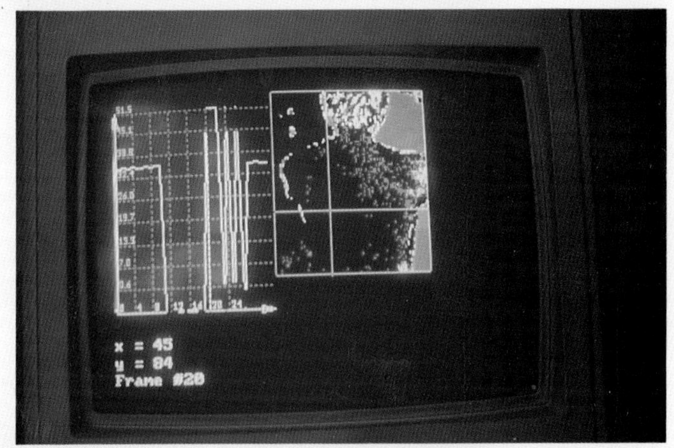

→外氣降溫波譜圖（給患者背部發氣）

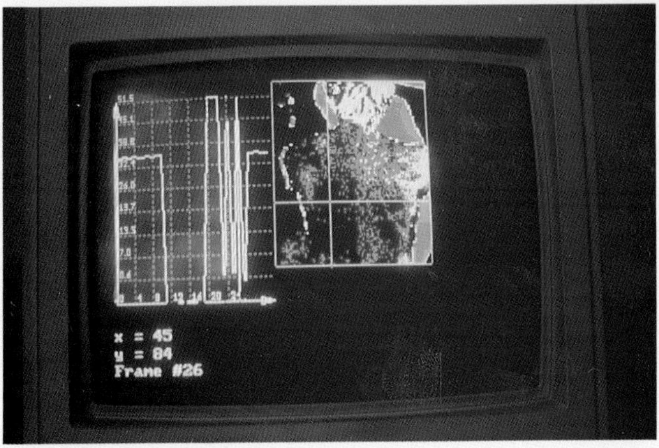

←外氣降溫波譜圖（給患者背部發氣）

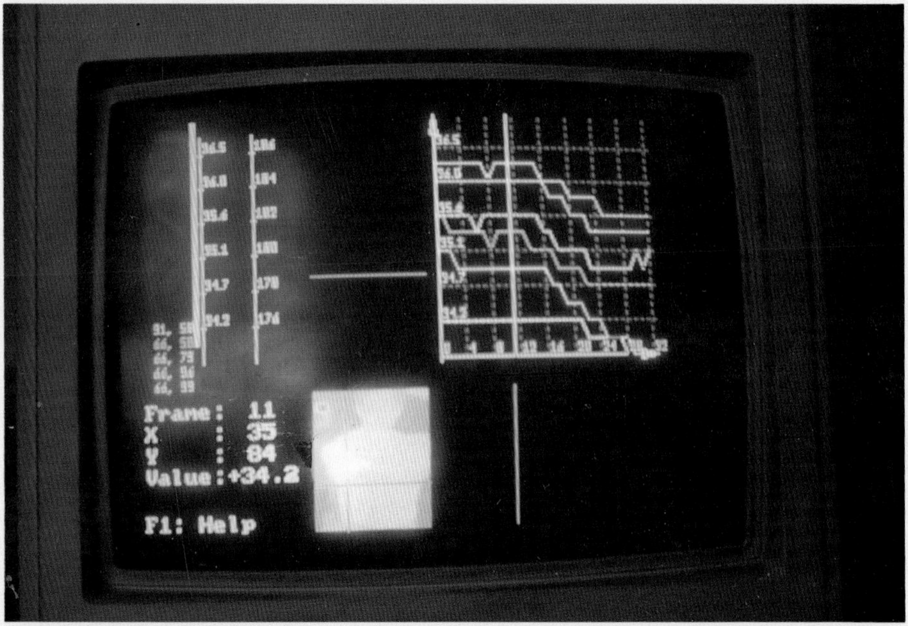

↑外氣降溫波譜圖

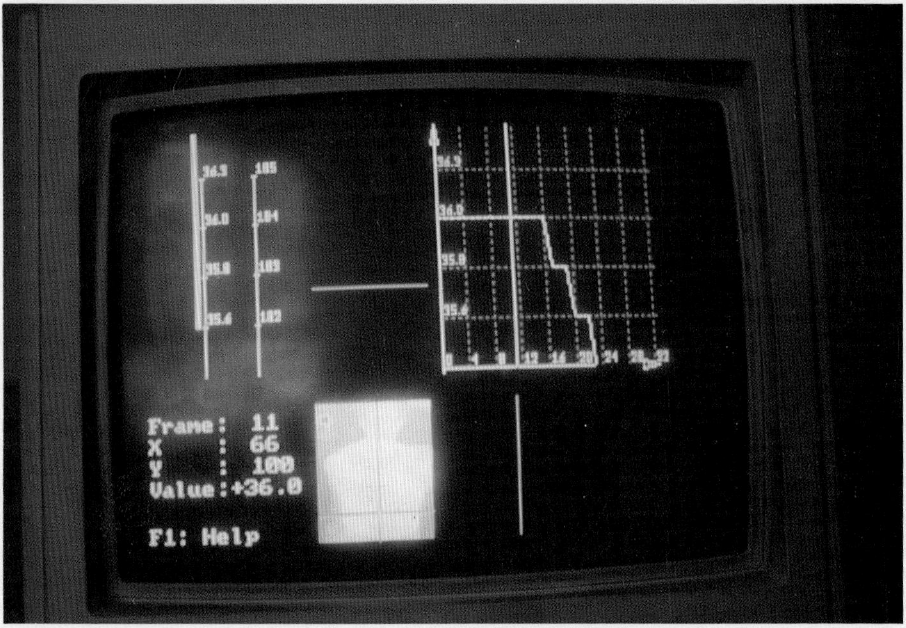

養生保健 1

醫療養生氣功

黃孝寬／著

大展出版社有限公司

序

《醫療養生氣功》一書的正式出版，這是醫療保健領域的一件喜事。它是一本較系統介紹我國醫學中有關氣功與養生，健身與祛病的專著，是作者通過鑽研，融匯衆家之長，結合自身幾十年的練功養生及醫療實踐經驗匯集而成的。

黃孝寬主治醫師從少年時期起就開始練習少林氣功，功底精深，又善於創新、探索總結自己擅長而獨到的黃氏手法與醫技；擅長各種醫療氣功的治療方法、自我養生鍛鍊方法；熟練掌握運用醫療氣功點穴、撥筋推拿、外氣疏導等手法，能治療多種疾病。特別是對高血壓、冠心病、糖尿病、潰瘍病、神經衰弱、子宮肌瘤及頸、肩、腰腿痛等常見病，有較好的療效。對一些疑難病，如偏癱、截癱、癌症的治療也有一定的效果。因此，他的醫術和療效博得國內外衆多病人和同行專家們的讚賞，被譽為著名的高級醫療氣功專家。已被選入《軍中名醫》和《中國當代中醫名人志》兩書中。曾先後應邀前往日本、韓國、美國等國進行醫療氣功學校交流活動，受到國外朋友們的高度評價。

近年來，中國的《健康報》、《人民日報》（海外版）、《中華氣功》雜誌、《北京晚報》、《中國信息報》、《人民中國》雜誌（日文版）、《世界氣功》雜誌；香港《大公報》、《文匯報》、《商報》、《東方日報》，還有美、日、法、新加坡等有關報刊電視（台）紛紛報導他的氣功醫療實踐。

他曾在海內外報刊上發表醫療氣功、保健方面的學術論文和科普文章數十篇。他已出版的專著有《中華氣功點穴療法精粹》、《氣功與強身治病》、《氣功與防治癌症》等，均受到廣大讀者的歡迎。相信，本書的出版將對進一步豐富醫療氣功臨床經驗，促進氣功科學的發展定會有所幫助。特為之序。

涂通今

一九八九年十月十日

前　言

養生與長壽，指練功者通過掌握一種科學的、正確的、適合自己的練功方法，並能夠堅持循序漸進地鍛鍊，最後達到健身袪病、延年益壽的目的。故又稱練功與長壽之道。

養生與長壽之道，黃帝《內經》中就有系統論述。春秋戰國時代關於養生與長壽的問題，已形成了各種學派。道家、儒家、法家等諸子百家都各有一套自己的養生與長壽理論和具體方法。

如老子的《道德經》，莊周的《莊子》，就主要談論的是道家的養生理論和方法；《尚書》、《孔子家語》、《呂氏春秋》等著作主要論述的是儒家的養生主張；《荀子》、《韓非子》所談論的是法家的養生見解。此外，子華子、管子、墨子都討論了養生與練功問題。

《內經》總結了兩千多年前古代人養生與長壽的經驗，尤其著重總結了道家的經驗，使養生與長壽從理論到實踐都更加系統化。後世醫學養生家與練功家又在此基礎上不斷發展和更新養生與長壽的理論和方法，編寫了數以千計的養生專著。

《素問‧上古天真論》對養生之道作高度概括說：「上古之人，其知道者，法於陰陽，和於術數，飲食有節，起居有常，不妄作勞，故能形與神俱，而盡終其天年，度百歲乃去。」我們以此為依據，結合後世醫家的論述，並運用現代科學知識進行分析，使古老的養生與長壽之道弘揚光大，為當今人類的健康長壽服務。因此，本書將系統和全面地論述正確的養生與長壽知識。以下將分為上、中、下篇詳細介紹。

目錄

上篇　養生練功知識

第一章　練好氣功的基本知識……一八
第一節　氣功療法的臨床意義……一八
第二節　氣功療法的練與養……二一
第三節　氣功療法的氣……二四
第四節　氣功療法的「功」……二六
第五節　練氣功應遵循的原則……二七
第六節　氣功鍛鍊要辨證選功……三四
第七節　注意事項及禁忌症……三七
第二章　練好氣功須知……三八

第一節　中醫的整體觀與辨證論……三八
第二節　氣功療法與陰陽學說……四二
第三節　氣功療法與臟腑學說……四三
第四節　氣功療法與經絡學說……四五
第五節　氣功療法與精、氣、神……五一
第六節　氣功療法與子午流注……五二
第三章　氣功療法的現代科學探討……五四
第一節　關於氣功之氣的機制……五五
第二節　關於氣功態的研究……五八
第三節　關於外氣的物理效應……六〇
第四節　關於練功的客觀效應……六四

中篇　養生練功法則

第一章　把握法於陰陽……七二

第一節　四季氣候與養生……七二
第二節　自然環境與養生……七四
第二章　把握練功法則……七九
第一節　把握正確練功時節……七九
第二節　晝夜時間與人體生理變化……八二
第三章　把握和於術數……八五
第一節　步行功與養生作用……八六
第二節　應用氣功的分類及特點……九一
第四章　把握飲食有節……九七
第一節　營養食譜與練功……九七
第二節　少食與練功……一〇〇
第三節　素食與練功……一〇一
第四節　三餐與練功……一〇三

第五節　飲酒與練功……一〇六
第六節　營養補品與練功……一〇九
第七節　合理飲食與減肥健美……一一四
第五章　把握起居有常……一一八
第一節　合理作息與練功……一一八
第二節　規律生活與練功……一一九
第六章　把握不妄作勞……一二二
第一節　道德與修養……一二二
第二節　修心與養性……一二三
第三節　悟理與練功……一二四
第四節　節制與房勞……一二五
第五節　勞逸與適度……一二六
第六節　修心與善德……一二七
第七節　用腦與防老……一二九

第八節　修德與正氣……一三一

第七章　把握心情樂觀……一三三

第一節　情緒因素與健康……一三三
第二節　精神因素與疾病……一三四
第三節　情緒樂觀與長壽……一三九

第八章　把握治病與防病……一四〇

第一節　衰老與疾病……一四〇
第二節　補藥與練功養氣……一四一
第三節　常用補藥的作用……一四一

下篇　養生練功療法

第一章　少林點穴治病強身功……一四六

第一勢　少林站樁功……一四七

第二勢　力士蹲起功……一四八
第三勢　丹田拍打功……一四九
第四勢　壯腰強腎功……一五〇
第五勢　朱砂掌擊功……一五一
第六勢　太極雲球功……一五二
第七勢　二郎擔山功……一五三
第八勢　龍爪大力功……一五四
第九勢　內勁導氣功……一五六
第十勢　童子拜佛功……一五六

第二章　少林五形導引氣功

……一五九
第一節　基礎五步功……一六一
(一)理功——概述本功的健身道理……一六一
(二)息功——練氣功關鍵是調呼吸……一七三
(三)意功——練氣的關鍵是調意念……一七四
(四)丹功——練功的關鍵是強丹氣……一七七

(五)養功——練氣，關鍵是練養精、氣、神……一九三
第二節　練功五步功……一九五
第一步功　得氣功（陰陽樁）……一九八
第二步功　內動功（三圓樁）……一九九
第三步功　丹田功（丹田樁）……二〇一
第四步功　自然坐臥功……二〇五
第五步功　五形導引動功練法……二一一
第一勢　青龍探爪……二一一
第二勢　鳳凰展翅……二一二
第三勢　獅子推球……二一三
第四勢　猿猴獻果……二一四
第五勢　黑熊出洞……二一五
第三節　少林五形氣功導引手法……二一七
一、五形掌導引法……二一七
二、二指禪導引法……二一八
三、一指禪導引法……二一八

四、目視導引法……二一九
五、意氣導引法……二二〇
第四節　少林五形功得氣法……二二〇
一、採氣法……二二一
二、貫氣法……二二一
三、導氣法……二二二
四、聚氣法……二二三
五、布氣法……二二三

第三章　養生療法知識精粹……二二五

1 什麼叫養生學？……二二五
2 什麼叫養生？……二二五
3 什麼叫氣功？……二二六
4 什麼時間產生的氣功？……二二七
5 「氣功」這一名稱什麼時候正式確定下來？……二二八
6 什麼叫氣功療法？……二二九

7 什麼是氣功之「氣」與含義？……一三〇
8 什麼叫信息與氣功信息療法？……一三二
9 什麼叫氣功學？……一三三
10 什麼叫氣功歷史學？……一三四
11 什麼叫氣功原理學？……一三四
12 什麼叫氣功文獻學？……一三五
13 什麼叫氣功理論學？……一三六
14 什麼叫氣功功法學？……一三六
15 什麼叫氣功應用學？……一三七
16 什麼叫人體科學？……一三八
17 什麼叫生命科學？……一三八
18 什麼叫心身醫學？……一三九
19 什麼叫心身疾病？……一三九
20 什麼叫行為醫學？……一四〇
21 什麼叫運動醫學？……一四〇
22 什麼叫老年醫學？……一四一

23 什麼叫醫療體育？……二四一
24 什麼叫特異功能？……二四二
25 什麼叫心理療法？……二四三

附錄一：

醫療氣功實踐錄（部分病例）……二四四

附錄二：

十二正經和奇經八脈圖譜……二六一

黃孝寬小傳……二八〇

編後記……二八三

上篇　養生練功知識

本篇將系統地介紹養生與練好氣功的基本知識，從練功防病治病、保健強身的意義，練與養，氣與功的關係，練好氣功所必須遵循的原則，選擇合理功法及注意事項；那些疾病和那些人不易練氣功等。此外，還將詳細論述和介紹各流派的功法、作用和特點，以供讀者學習鍛鍊參考。

第一章　練好氣功的基本知識

第一節　氣功療法的臨床意義

氣功療法是我國醫學遺產中具有民族特色的一種醫療保健方法，是中華民族醫學寶庫中一顆瑰麗的明珠，不但歷史悠久，而且有艮好的防治疾病效果。氣功療法以「靜」與「動」的運動方法作為醫療保健手段，其鍛鍊方法的主要特點，是強調把人的神、形、氣能動地結合起來進行鍛鍊，以達到防病治病，保健強身的作用。

氣功的保健作用機理，古今看法不一，但有共同之處。凡練功者，必內養神外養形，使神形相濟。司馬遷在《史記》中曾論述：神是生命的根本，形是生命的體現。並提出養神修身是生命的根本保證。這也是我們氣功療法的作用機理。

㈠防治疾病

氣功通過特定的鍛鍊方法，增強人體體質和人體抗病能力，達到防治疾病的效能。氣功對人體體內各系統的影響是整體性的。例如，某些經常患感冒的人，如能堅持練氣功，那麼，抵抗力差，易感冒的狀況就可得到有效的改變。

氣功臨床治療，必須辨證施治、辨證施練。雖然它也有著重於某一局部進行鍛鍊的方法，但主要還是通過全身狀況的調整，而使病變的局部趨於好轉或痊癒。氣功臨床治療作用，除了對「功能性」障礙的疾病有治療作用外，對某些「器質性」疾病，也有治療作用，如胃腸潰瘍病等。我在日本和韓國講學時，曾給一些日本及韓國的朋友治療胃腸疾病，效果非常好。一般治療三至五次即可消除胃腸病的疼痛、消化不良和潰瘍等症狀。

日本京都府滋賀縣的首席長官胃癌已到晚期，經過多種綜合治療，效果不顯著。這位病人主要症狀是飲食欠佳，胸腹痛、便血、身體虛弱、面色蒼白。

日本日中氣功學會會長三浦道明先生邀請我給這位先生行氣功點穴治療三次後，首先是面色紅潤、飲食改善、胸腹痛減輕、便血症狀減輕。再繼續治療五次後，便血症狀消失，全身體質改善，延長了壽命。

又如解放軍某院一位胸外科專家，患胃癌，手術後兩三個月復發，胸腹部腹水、下肢腫脹、大小便功能障礙，全身機體抵抗力低下，代謝紊亂，常處於昏迷狀態。我應邀為病人用氣功外氣治療。第一次治療後，患者當即大小便通暢、昏迷狀況消失。

類似的臨床病例很多，但在治療及指導病人練功時，必須施功得當，才能提高治療效果，縮短療程，加快機體的康復。

(二)保健強身

氣功在臨床應用上是一種很有效的保健方法。它對增強體質和保健強身起著重要的作用。在臨床實踐中觀察到，凡是經過氣功鍛鍊並達到一定練功程度的人，其神經系統、消化系統、心血管系統、運動系統的功能會明顯改善，並增進食慾、改善睡眠、消除疲勞、增強體力和腦力。我曾指導一些慢性消化系統方面疾病的患者，教他們練靜養功和強身功，他們的病情都有不同程度的改善。因此，通過氣功外氣治療和患者自身練功，對提高人體的工作效率和耐力都起著很有效的作用。但是，只有長期堅持鍛鍊，正確掌握練功方法及要領，才可能對保健強身發揮很好的作用。

要使氣功起到更好的健身作用，還必須注意配合其他的養生措施，如飲食起居、工作學習、身心鍛鍊和勞逸結合等方面的合理安排。中醫經典著作黃帝《內經》指出：法於陰陽（指適應於氣候環境的變化），和於術數（指適當掌握幾種強身鍛鍊的方法），飲食有節（指講究飲食科學），起居有常（指有規律地生活），不妄作勞（指勞逸適度及節制性生活），以怡愉為務（指胸懷寬廣、情緒樂觀），治未病（指要注意預防疾病）。若按此養生原則進行鍛鍊，將有益於保健強身。

(三)延緩衰老

氣功對延緩衰老、延年益壽有重要作用。古人把氣功療法當作有病治病，無病健身，既能防病治病，又可以延年益壽的醫療保健手段，是有一定道理的。氣功對延緩衰老的主要作用在於氣功對大腦皮層起抑制作用，從而使大腦皮層得到良好的休息，大腦細胞壽命得到延長。由於大腦皮層組織的衰老得到延緩，其調節全身各系統和器官的功能也大大改善，結果使整個機體的衰老過程得到延緩。

近年來，在老年臨床醫學中有很多這方面的報告，我們在臨床實踐中也觀察到這種作用。例如，有些練功的老人，他們雖然年過八、九十歲，但他們的血壓多不增高，視力和聽力也都不減退，語言宏亮、走路穩健、能耐風寒暑熱，平時睡眠深熟，精神飽滿，很少生病。我們在對比中觀察到，練氣功的中老年人機體的衰老過程，比一般不練功的中老年人要慢得多。這對研究老年學與老年醫學如何延緩衰老，有很重要的意義。

第二節　氣功療法的練與養

㈠練的問題

1.練就必須選擇適合自己的健身方法。只有這樣才能得到健身的作用。氣功鍛鍊最主要的內涵是達到練精化氣，使正氣內存，邪不可侵。要達到這一目的，就要首先選擇一種對自己比較合適的功法，例如有些人患了慢性病，體質比較弱，那麼你可以選用增補元氣的功法，如靜養功、內丹功、真氣運行法等。經過一段時間鍛鍊，體內的元氣就會增長，體質狀況就會逐漸改善。

2.練的時間選擇。原則上要先少後多，逐步增加。一般從十分鐘，二十分鐘，三十分鐘至一小時。何時增加，增加多少，要依自己的體力和練功後自己的體會決定，應以練功後的下面幾點感受來調整。①全身有微熱或稍熱的感覺，但絕不是氣喘吁吁。②精神愉快、頭腦清醒，全身有輕鬆感。③給你每天的工作帶來活力，而不是疲倦。如以上幾點不足，則表明練功時間偏少，效果欠佳；如過量則應適當減少練功時間。

3.動靜相兼。指動功與靜功相結合的方法。對於初學練功者來說，我個人體會是動靜相兼為宜，因為動中求靜，比靜中求動，比較好體會一些。那麼，對於練功有素者先動後靜或先靜後動都是可以的。

隨著練功時間的推移，體會的不斷加深，功夫的更加進步，自然會逐步掌握靜中求動，動中求靜的有效方法，進而達到動靜相契、意氣渾然的境界。

4.內形與外形的結合，指內形氣血鍛鍊與外形動作鍛鍊結合。氣功鍛鍊最終目的是使氣血沿經絡行於全身，達到精滿、氣足、神充、心與身高度統一。然而，氣血鍛鍊到這種高度不是一朝一夕所能辦到的。而動作、形體的鍛鍊恰恰又是氣血鍛鍊的入門，也可以說是必經之路。但氣功的形體鍛鍊之所以不同於體育活動的肢體運動，是因為氣功的肢體運動不是目的，而是手段，是為了通過意識的支配，牽引形體的運動。只有這二者的有機結合，才能達到疏通全身氣血之目的。

(二)養的問題

1.情緒的調養。練功和養生要緊密相結合。在練功過程中，情緒要穩定，精神要愉快，喜、怒、憂、思、悲、恐、驚七情要適度，超過了限度就會引起疾病。應保持喜而不狂，怒而有節，憂要排除，思不多慮，悲有尺度，恐而鎮定，驚應寧神，經常保持情緒樂觀、胸懷寬廣，對練功是大有好處的。

2.生活的調養。起居有常，飲食有節，不妄作勞是養生之要素。

3.氣候、季節的調養。夏秋季氣溫較高，宜寧神靜氣，多練靜功，少練動功，動靜相兼，以靜為主。應避免在陽光直射下練功，以免練功後汗出太多，傷陰過重。冬春則應多動少靜，動中求靜，練功時間可適當長一些。在陽光下練功效果更佳，練後有溫熱感，氣貫全身之感為最舒服。應盡量避免在風中、河邊或雨霧天練功。

練和養是一對矛盾，練功中要處理好。練和養要結合，只練不養是盲目的，只養不練是消極的。此外勸君必須把握住自己練功的情緒，把握住養生之要素，把握住環境變化。總之，要選擇天時、地利、人和，或遵循「天人合一」原則。

第三節　氣功療法的氣

談到「氣」，自然會聯想到呼吸的空氣。空氣是「氣」，這是不錯的，但是它不能完全概括氣功之「氣」。據現代科學家測定，氣功鍛鍊有素者所發出的「氣」，含有「磁場」、「紅外輻射」、「靜電」、「粒子流」等物理效應。根據「氣」在人體中的保健作用，認為氣功的「氣」是一種信息及其載體，並且確認載體是一種物理效應。

中醫認為，「氣」指人體內的「真氣」（元氣），以區別呼吸之氣。並認為人體的「真氣」是維持和推動人體生命活動的動力。因此，氣功所指的「氣」的鍛鍊，就是真氣的鍛鍊。也就是加強人體內的內氣的鍛鍊。

關於中醫的「氣」學理論中所論述的「氣」，包括先天氣、後天氣兩種。元氣屬於先天氣的範疇，宗氣、水谷之氣、營衛之氣、五臟六腑之氣屬於後天氣的範疇。

元氣生於先天之精，藏於人體命門。元氣具有生命活動原始動力的重要作用。

宗氣是由自然界的大氣和經脾胃消化水谷所得精氣結合而成，具有推動人體內心臟、行血、肺臟敷布的作用。

營氣來源於水谷精微，營養之氣，行於脈中，具有營養周身，化生血液的作用。

衛氣來源於腎陽，佈於體表，具有固陽於內，抵禦衛外的作用。

臟腑之氣，稟賦於先天之氣，又賴於後天水谷精微的營養而發揮各臟腑的自身功能。因此，人體諸氣，各有其獨特功能，但以元氣的作用最為重要。元氣是生命之本，是生長發育和各臟腑活動的作用動力因素。

氣的涵義頗廣，概括言之，一謂物質，一謂功能。以自然而論，宇宙間的萬物生長、發展與變化，都賴於氣的運動。就人體而論，氣既是生命活動的物質基礎，又是臟腑生理活動的功能體現，諸如呼吸之氣、水谷之氣等等，都屬於濡養周身的精微物質；而元氣、宗氣、衛氣、五臟六腑之氣等等，則屬於人體功能表現。

人體的健康狀態，取決於元氣的盛衰。元氣充沛，則後天諸氣得以資助，臟腑協調，身心健康。當先天稟賦不足或因後天因素損及元氣時，則後天諸氣失助而衰敗，導致一系列疾病的發生。元氣依賴三焦而通達周身，借助氣化而發揮其生理作用。氣化即氣的轉化過程。氣化的場所位於三焦。三焦各有其位，也有其臟腑。三焦所屬臟腑和功能表現為：

1.上焦以心肺為主，功能主納，起有宣發精氣，敷布周身的作用。

2.中焦以脾胃為主，功能主化，起有腐熟水谷，生化氣血的作用。

3.下焦以腎臟為主，功能主瀆，起有分別清濁，通調水道的作用。

水谷納入脾胃，經氣化生成精微之氣，上輸於肺。肺朝百脈，通過心臟，將精微之氣，轉輸於五臟六腑、四肢百骸，以維持人體的各種生理活動。總之，氣功之「氣」，不僅是指人體代謝中吸入氧氣和吐出的二氧化碳，還是具有更豐富，更複雜的信息和能量的物質。

第四節　氣功療法的「功」

通過鍛鍊使真氣在人體內正常且旺盛地進行，就是氣功的「功」，即平常說的「功夫」。功夫的含意很廣，可以指練功的時間、練功的質量，也可以指練功方法的造詣、本領。總起來說，是氣的練法及其產生的效果表徵。

練功的時間反映了練功人的意志與決心。三天打魚，兩天曬網，不能持之以恆，是得不到應有效果的，所以練功貴在堅持。

練功的質量直接關係著練功的造詣。練功就是練氣，也叫培育「真氣」。真氣足了，身體就壯了。真氣的鍛鍊要遵循黃帝內經《素問》中指出的「呼吸精氣，獨立守神，肌肉若一」等三個方面進行。這三個方面實際上就是指調息、調意、調勢等三個練功基本要素，強調練功者正確掌握和運用三要素的重要性。

綜上所述，練氣功雖然各有其特點，但不外靜功、動功、動靜相兼功三大種類。這三大種類又貌殊神合，都注重進行意念、呼吸、形體三個方面的鍛鍊。其鍛鍊的主要作用在於：

1.精神意念的鍛鍊，即意念導引。要求意念集中，使大腦皮層處於特殊的抑制狀態。稱之為「意念內守」；

2.呼吸的鍛鍊，即呼吸導引。呼吸鍛鍊的方法大體有噓、呵、呼、呬、吹、嘻等；

3.形體的鍛鍊，即姿勢導引。姿勢大的輪廓有行、立、坐、臥、跪、按摩等六大種類。

我們在臨床實踐中探索認為，氣功是一種身心互相結合的修練方法。身——指人的筋骨血肉；心——指人的大腦思維，人的意思活動。身心互相結合就是缺一不可；修——就是指修練、修正、修復等。氣功的修練具體方法可以從兩個方面入手：

第一從心入手，即從意識的運用，意念的訓練入手，不要求動作，只是純粹的意識活動。

第二從身入手，就是從形體的姿勢、動作入手，通過姿勢的調整，動作的導引以協調肢體筋骨。但是我們不能始終停留在動作裡，也不能始終停留在意識的運用裡面。我們大家必須理解到，領悟到動作的導引，意識的運用只是一個載體，一條渡船。它承載著更深層的企望，更偉大的目標。那就是要達到形神相契、身心相合、調動元氣、貫通經絡，最終實現修養身心的目的。這些道理聽起來雖然明白，做起來就不一定明白了。只有經過長期練功實踐，方能體會到這些道理，領悟到身心協調與健身的真諦。

第五節　練氣功應遵循的原則

氣功鍛鍊是一種獨特的「自我養生鍛鍊方法」。它是通過意念、意識為主導，用一種特定的方法進行自我鍛鍊，來達到調整人體內部的功能、增強體質、防病治病的目的。氣功與一般體育運動有所不同，它以循序漸進，慢慢地調整體位姿勢、呼吸、意念為基本手段。要想練好氣功，必須遵循以下幾條原則（簡稱練氣功原則十六字訣）：

鬆靜自然，意氣相同，動靜兼練，虛實分明；火候適當，循序漸進，正常效應，異常反應。

(一)鬆靜自然

1.放鬆。練功時，首先要求做到肢體放鬆，做到鬆而不懈，鬆中有緊，緊而不僵，以鬆為主，舒適得力。同時還要求做到精神方面放鬆，不能緊張。只有精神的放鬆，才能做到全身真正放鬆。二者緊密相連，達到自然放鬆。具體放鬆方法，要求頭正頸直，舌尖抵上顎，含胸拔背，身形隨意，求其自然。要求使全身肌肉放鬆、關鍵部位放鬆、呼吸均勻。練功時應全神貫注，心中無雜念。

2.寧靜。練功時，要求思想高度集中，排除一切雜念，力求做到精神活動的寧靜，心安神靜。人的生命活動每一瞬間都在不停的運動和變化。這裡說的靜是相對的靜，不是絕對的靜。人在清醒狀態下，大腦總是複雜而緊張地工作，並消耗一定的能量。因此，要求練功者在鍛鍊時排除各種雜念，以一念代萬念，使大腦在一定時間內處於安靜狀態，以消除疲勞、儲備能量、促進放鬆、提高練功效果。但是入靜不等於入睡，更不是普通的休息，而是在清醒狀態下的一種特定的安靜方式。那麼，對於初練氣功的人，難免心情煩躁，雜念干擾。這時不要急躁，要有信心，樹立與疾病及衰老鬥爭的意志。要相信練氣功有益，長期堅持必見效果，只有這樣才能耐心練功，且易入靜。

3.自然。練功者在鍛鍊時的練功形體、呼吸和意念活動都必須在自然的前提下進行，不可勉強。所謂練功時「要順其自然」就是這個道理。

(二)意氣相同

1.意念，是指練功者在練功時的意念活動。在大腦機能支配下，通過意念活動的鍛鍊，可增強人體的生理機能。練功時要具體地把練意和練氣緊密結合，以意領氣，即用意念調整呼吸的節律、長短、粗細、快慢，最後將意隨氣循環運行於人體內。目前氣功種類繁多，練法也不同，但各種氣功都很注重強調意和氣的緊密結合。

2.氣，是指人體的真氣（元氣），包括呼吸的氣和所謂「內氣」或「丹田」之氣。意氣相同，就是在練功時用自己的意念活動去不斷地調整呼吸和內氣的運動。使體內的氣息運動和意念活動統一起來。例如，在進行呼吸鍛鍊時，要使呼吸隨著意念活動緩緩進行，在自然的前提下逐步做到柔、細、勻、長，猶如春蠶吐絲，綿綿不斷。

總之，我們認為，氣功意念可以推動真氣運行，真氣也可以隨意念增強。那麼，在練功時就要主動地將意念活動結合呼吸運動去推動內氣的活動，以便更好地領會「意領氣」、「氣隨意」，逐步達到「意氣相同」的要求。最後還要注意，練功時不要以意強領，而需通過正確的鍛鍊逐步達到和領悟到「功到自然」的道理。

㈢動靜兼練

氣功鍛鍊有靜功與動功之分。靜功偏於靜，也有動的成分；動功偏於動，但又有靜的成分；就動靜二者練法與結合而言，「動」指形體外部和體內氣息的運動。前者是「外動」，後者是「內動」；「靜」指形體與精神的寧靜。前者為「外靜」，後者為「內靜」。動與靜，乃相對而言，動是基本的，靜是相對的。

練氣功的實質在於更好地調動起人體的生理機能，從而達到平衡陰陽、調和氣血、疏通經絡、培養真氣、祛除病邪、預防早衰的目的。有的學者認為「動則消耗，靜則補養」。我們通過練功體會到，練氣功時可以動靜兼練，先靜後動，然後再靜為原則。年輕體強者以動功為主，兼練靜功，年老體弱者以靜功為主，兼練動功。

㈣虛實分明

凡練功者都很注重練功時的虛實分明問題。「上虛」是指臍部（中丹田處）以上的上體的虛靈；「下實」是指臍部（中丹田處）以下的軀體的充實。做到上虛，感覺上體輕靈，耳聰目明，頭腦清晰；下實，則內氣旺盛，精力充沛，生機橫溢，步伐穩健。所以練氣功的關鍵在於充實下元，講究胸虛腹實，練功時要氣沈丹田，要求氣息歸元，息息歸根。如何做到上虛下實分明呢？①用意念活動向下導引來實現，集中意守中丹田或下丹田（指臍部以下的位置），不能意守身體的上部。②用動作導引來實現，引氣下行，充實下元。③用調息導引來實現，通過呼吸與意念、形體等有機結合，使下元充實，上體虛靈，達到「上虛下實」的練功境界。

㈤火候適當

練功者必須善於處理和把握住火候。所謂「火候」即「限度」。練功的火候達不到，就起不到應有的效果。火候太過，也不能練到好處，甚至會產生不應有的異常反應。怎樣掌握練功的火候問題呢？①練功時意念活動要做到若有若無、勿忘勿助，不能強行用意領氣，不能強行用意死守。做到三要（要有補有瀉，似守非守，有意無意），三不要（不要勉強、急躁、追求）。②呼吸要順其自然，柔和、細緩。

㈥正常效應

堅持練氣功到一定的時間，會產生某些特有的效應。這些效應中，有正常效應和異常反應之分。凡是練功者，只要能正確領會和掌握練功的要領，常常出現的效應，基本上屬於正常效應。那麼，哪些是正常效應呢？

1.頭腦清晰、精力充沛，可維持相當長的一段時間。

2.口中津液分泌增多（可緩慢咽下），兩眼潤濕或流淚。

3.腰腿酸及四肢發脹，意守的丹田等部位有溫熱或熱氣團感，人感覺舒服，如熱感太盛，可將意念分散及調整練功姿勢。

4.出微汗，皮膚上像用濕毛巾擦過那樣。忌出大汗。出汗後勿吹風著涼。

5.腸胃蠕動加快，甚至腹瀉、腸鳴。這有助於消化吸收。但不是頻繁的腹瀉，以免影響正常腸胃生理功能。

6.增進食慾、增加體重，同時有助於肥胖者減輕體重。

7.睡眠加深，這對消除精神和體力的疲勞，恢復腦力和體力有很好的作用。

8.皮膚發癢，如蟲爬的感覺，這是體內通達經脈的初步徵象。

9.肌肉微跳動，骨關節作響。這是體內氣血旺盛和活躍的徵象。

上述各種不同的正常效應，不可能同時出現，要根據每個人的體質狀況，所練功法種類，練功時間，練功的環境等因素去判斷。

(七)異常反應

由於少數練功者，在盲目自學或無師指導情況下練功，對所練氣功要領及注意事項不能正確掌握，從而出現了某些不正常的效應，也稱為「異常反應」。這種異常反應，如果不及時糾正的話，嚴重者就被稱為練功出偏的現象。對此，我已就練功中出偏問題及防治方法滙集成書，請詳見《氣功與強身治病》一書。異常反應有以下幾種：

1.頭暈、頭昏、頭脹、頭痛。這主要是由於練功時精神緊張，意守上丹田（印堂）過重，有時提氣上行或貫入百會不慎所致。可調整呼吸及意念過重的方法，以幫助解決。

2.呼吸急促、憋氣、壓氣、氣悶。這主要是由於過分注重呼吸、姿勢，尚未使胸部放鬆，過急地追求深長呼吸所致。練功時注意做到「鬆靜自然」，方能防止。

3.口乾喉癢。這主要是練功時張口呼吸或閉口過緊。故此，在練功時口微閉，舌輕舔上顎，或在練功前喝點溫開水，可以防止。

4.氣從小腹上沖感。這主要是由於意念活動不穩。注意鬆靜自然，穩定意念活動，可以防止。

5.身體下沉及兩肩部緊張。這主要是由於練功時調意、調勢不自然，兩肩部未能放鬆。注意練功時調意自然，肩要下沉，放鬆自然，可以防止。

6.心跳加快，情緒煩躁。這主要是精神緊張，胸部未放鬆，呼吸不自然所致。只要注意糾正這三點即可防止。

7.腹內脹感。這主要是由於強作深長腹式呼吸，向下壓氣、憋氣所致。只要注意調整好呼吸，盡量用意，切勿用力，即可防止。

8.暫時失眠。這主要是由於練功時未能排除各種雜念，不能很好入靜所致。只要排除雜念，調整和把握正確的入靜方法，可以防止。

9.昏沉欲睡。這是指練功時昏昏沉沉，精力不濟，就收不到練功的效果。注意在過於疲勞時不要練功，就可以防止。

上述一些不同的異常現象，也不是每個練功者都會出現，只是在練功要領掌握不正確時，才會出現某一種或幾種現象。只要稍加注意，就可以得到糾正。

第六節　氣功鍛鍊要辨證選功

近年來群衆性的練氣功活動廣泛開展。氣功臨床實踐和科研的發展，不斷給人類健康長壽帶來新的福音。實踐使我們認識到氣功的普及和臨床應用，必須採用辨證選功，對症施練的方法，嚴格掌握氣功的適應症和禁忌症，才能達到治療效果。

(一)辨病症選功（根據疾病和症狀的臨床特點選擇功法）

1.神經衰弱，對抑制占優勢者，應選擇太極氣功十八勢、少林點穴功、氣功八段錦、吐納健身功等。以達到增強體質，改善中樞神經系統的功能。對興奮占優勢者，應選擇靜功，調整大腦皮層的興奮與抑制的調節功能。

2.失眠，在睡前選擇放鬆功、靜坐、站樁功、吐納健身功等。以達到鎮靜，改善睡眠的作用。

痛。

3.頭痛，應選擇練靜坐功、閉目養身功、放鬆功、吐納健身功等。以消除疲勞，緩解頭痛。

4.冠心病，應選擇內養功、放鬆功、吐納健身功、真氣運行法和行功等。以增加冠狀動脈的血流量，增強心功能。

5.肺部疾患，應選擇練氣功八段錦、少林點穴功、外丹功和內丹功、吐納健身功等以調息為主的氣功。堅持氣功鍛鍊和提高肺功能的作用。

6.胃腸疾病，應選擇內養功、強壯功、氣功八段錦、真氣運行法等氣功。以促進胃腸蠕動，幫助消化吸收和促進下垂的內臟復位。體弱消瘦者堅持鍛鍊療效顯著。

7.腎病，應選擇氣功八段錦、吐納健身功、真氣運行法等功法。長久鍛鍊能收到強腎壯腰的效果。

8.肝病，應選擇吐納健身功、真氣運行法、運目功、行功和鶴翔樁氣功等，有加快肝臟血液循環，改善肝功能的作用。

9.骨與關節病，應選擇練功十八法、氣功八段錦、外丹功、內丹功、保健功、健美功、易筋經等功法。對預防骨質增生、增加肌力、改善關節活動功能都有較好的作用。

(二)強身選功

1.強身健體選功，使精力充沛，應選擇靜養功、少林點穴功、氣功八段錦、外丹功、內丹功、保健功等功法。這些功法都具有提神及強身健體的作用。

2.重體力勞動者選功，選擇用易筋經、氣功八段錦、少林點穴功等功法。以增強人體對工作的適應力。

3.腦力勞動者選功，應選擇強身功、鬆靜功、氣功八段錦、少林點穴功、保健功等功法。這些功法有強身健腦的作用。

4.學生課前選功，應選擇靜坐功、放鬆意守法、內丹功、外丹功等功法。這些功法能集中注意力，提高學習成績。

5.運動員，部隊戰士選功，應選擇練易筋經、氣功八段錦、少林點穴功、外丹功、內丹功等功法。久練能增加激發力和爆發力。在比賽前，運動員應選擇放鬆功、意念功、靜坐功等，能消除臨賽前的緊張情緒。

6.不同季節選練不同氣功。在炎熱的夏季高溫時，應選擇放鬆靜功、吐納健身功等以靜鬆功為主的功法。可使肌肉放鬆，降低物質代謝，有助於機體對高溫的適應能力；在寒冷的冬季，應選擇練動功為主。如少林點穴功、氣功八段錦、保健功、鶴翔樁、外丹功等功法。以加快人體代謝過程，促進血流，疏通全身經絡，使氣血通暢，提高機體耐寒力，有抗病祛邪的作用。

第七節　注意事項及禁忌症

㈠、練功前須排便，禁止一切事務活動。

㈡、空腹或飯後不能立即練功。

㈢、凡練功中及練功後出現的頭痛、頭昏、頭沈重的症狀，多由於呼吸過度用力，急於求成或情緒波動而引起，應暫時停止練功。

㈣、嚴重疾病：如高燒、休克、外傷、感染等應禁止練功活動，待病情緩解後再進行練功。

㈤、練功中感到功法太繁瑣，難度大，不易練，練功後又感到不適者，不宜繼續練該功法。

㈥、練功中，意念過於集中和精神過於緊張，不能入靜者，應暫時停止練功，以免出偏差。

㈦、婦科疾病，如月經過多，懷孕期間，禁止練功和作深度腹式呼吸。

㈧、植物神經紊亂，精神情緒控制不佳者，如憂鬱症、精神失常、精神分裂症、嚴重的精神病等，應慎重或禁止練氣功。

㈨、患傳染病或道德行為不健康者，禁止與他人在一起練功。

㈩、練功治療疾病期間，應減少或禁止房事，以免喪失元氣，影響練功效果。

第二章　練好氣功須知

第一節　中醫的整體觀與辨證論

中醫的整體觀與辨證論，這兩大基本觀點是指導我們現代醫療健身氣功實踐的重要內容，更是我們每位練功者必須掌握的、不可缺少的基本知識。只有認真學習理解了它的重要性，才能掌握正確的氣功鍛鍊方法，獲得較好的練功效果。

(一)整體觀念

我國傳統醫學非常重視人體本身的統一性、完整性及其與自然界的相互關係。這種內外環境的統一性，機體自身整體性的思想，即稱為人體整體觀念。

1.首先要從整體觀念探索人體生命活動的規律　人體各臟器組織都有各自不同的功能，是機體整體活動的一個組成部分，因而在生理上相互聯繫，以維持其生理活動上的協調平衡，而在病理上則相互影響。五臟代表人體的五個系統，所有器官都包括在五個系統中。人體以五臟為中心，通過經絡把腑、五體、五官、九竅、四肢百骸等全身組織器官聯繫起來，形成一個有機整體。並通過氣、血、精、津液來完成統一的機能活動。這種「五臟一體觀」反映出人體內部器官是相互關聯而不是孤立的。每個臟腑各有不同功能，又有整體活動下的分工合作，這種局部與整體的統一，只有在心臟的統一指揮下才能生機不息。

整體觀還體現於「陰平陽秘」和「亢則害，承乃制，制則生化」等理論，它是正常生理活動的基本條件，這種相反相成，克中有生的動態平衡觀，對中醫生理學的發展及進一步探索人體生命活動的規律具有重要意義。

2.人體局部與整體的關係　中醫認為人體某一局部的病變與全身臟腑氣血，陰陽的盛衰有關，診治疾病時可通過五官、形體、色脈等外在變化了解和判斷人體內臟病變，從而作出正確診斷。而治療某一局部病變時，也必須從整體出發，進一步確定治療原則和方法。例如，「病在上則治其下，病在下則治其上」，這是在中醫整體觀指導下的施治原則。

3.要遵循天人合一觀　人類生活在自然中，自然界存在著人類賴以生存的必要條件。同時，自然界的變化又可直接或間接影響人體，而機體則相應的產生反應。屬於生理範圍內的即是生理的適應性；超越了這個範圍，即是病理性反應。故《靈樞邪客篇》曰：「人與天地相應」。

①季節對人體的影響　例如，脈象的春弘、夏洪、秋浮、冬沉，是人體內受四時氣候變化影響在氣血方面所引起的適應性調節反應。那麼氣功鍛鍊目的，也就是達到調節加速人體

氣血的正常運行，從而促使機體適應季節氣候的變化，增強抵抗病邪的能力。

②晝夜昏晨對人體生理活動的影響　《靈樞經》曰：「一日分四時，朝則為春，日中為夏，日入為秋，夜半為冬。」《素問》又述：「平日人氣生，日中陽氣隆，日西陽氣已虛，氣門乃閉。」這種人體陽氣白天多趨於表，夜晚多趨於裏的現象，也反映了人體在晝夜陰陽的自然變化中，生理活動的適應性變化。

③晝夜的變化，對疾病也有一定的影響　一般疾病大多白天較輕，夜晚加重。故曰：「百病者，多以日慧晝安，夕加夜進。」因為朝則人氣始生，病氣衰，故日慧日中人氣長，長則勝邪，故安。夕則人氣始衰，邪氣始生，故加。夜半人氣藏，邪氣獨留於身，故甚。《靈樞・順氣一日分為四時》中述：每二十四時中的早、午、黃昏、夜半，這四個不同時間，人體的陽氣存在著生、長、收、藏的規律，因而病情也隨之有輕、緩、重甚的變化。

④自然環境對人體的生理活動也有一定的影響　如北方多寒燥，人體腠理多致密。江南多濕熱，人體腠理多疏鬆。在診治疾病時都應考慮這些地理及自然環境對人機體生理病理的影響。所以要求我們練功者，必須遵循這些原則，因時、因地、因人、因病情結合練功，同時也是我們中醫診治疾病的重要原則。

㈡辨證論治

辨證論治是中醫認識疾病和治療疾病的根本原則。是中醫學對疾病的一種特殊的研究和處理方法，是中醫特色的突出體現。辨證論治，是指中醫看病，首先是運用四診詳細了解病情，然後進行分析綜合，辨其八綱所屬。根據病因、臟腑病位、衛氣營血津液的病理變化，掌握證候屬性，決定治療方法，採用適當方藥，這就是「辨證施治」。

由於中醫辨證施治的基本原則是從病人整體出發，同時在內因起主導作用的前提下，對人體遭受各種致病因素侵擾後所引起的不同症狀，進行具體分析，根據病變的主要表現，採取針對性的處理原則。

證，又有徵候的意思，是對疾病所表現的各種症狀和體徵的概括，是體內正邪鬥爭的反映。辨證的目的是「審證求因」就是透過現象掌握本質，從複雜的徵候中認清疾病的主要原因和主要病症。

在疾病過程中，由於人體內部矛盾性是其根本原因，所以同一種疾病往往因體質、年齡、生活習慣、季節環境及先後階段的不同，可以在不同的人身上出現不同的徵候，必須採取「同病異治」的方法，分別處理。另一方面，各種不同疾病由於病因、病位、病理的相似，可以表現相同的徵候，或在病的某一階段有相同徵候，在特殊性中有共同性，這就應當運用「異病同治」的方法去處理。同時還必須認識每一疾病的發生、發展及轉化，掌握其特殊規律，把辨證與辨病結合起來，才能正確處理疾病普遍性和特殊性兩者的關係，這也是辨證論治的精神實質。

氣功療法也是運用了中醫的整體觀和辨證論治的原則。從功法的要領和臨床運用都很好

	組織結構	生理功能	病理變化	疾病診斷	治療原則
陰	內、下、裏、腹臟、血、左	物質	機能減退 陰勝則寒 陰虛生熱	裏、寒、虛證語言低微、沈靜、色澤晦暗	陰病治陽 陰勝去寒 陰虛補陰
陽	外、上、表、背、腑、氣、右	機能	機能亢進 陽勝則熱 陽虛生寒	表熱實證、聲高氣粗、躁動、色澤鮮明	陽病治陰 陽勝深熱 陽虛補陽

地遵循這些原則，因而收到治病健身的效果。

第二節　氣功療法與陰陽學說

陰陽學說是我國醫學理論體系的重要組成部分之一，又是我國古代哲學思想一個重要體系。它主要以對立統一規律為依據，認為一切事物都存在著相互對立而統一的關係，人體的生理病理都是「陰陽對立統一」的運動過程。

「陰平陽秘，精神乃治」，說明人體的正常生命活動是陰陽相對平衡的結果。一旦由於某種因素造成陰陽平衡關係的失調，則會產生「陰勝則陽病，陽勝則陰病」的病理改變。

中醫診治疾病的原則，即通過望、聞、問、切四診的方法，作為診斷和治療的依據。在整個醫療氣功過程中，中醫的四診是一個重要的環節。氣功鍛鍊的原則，即通過特定的「意念和呼吸及形體導引」，起到「補虛瀉實、扶弱抑強」，協調陰陽的作用。故此，可有防病治病的效應。

「陰陽學說」貫穿於中醫理論體系的各個方面，用來代表人體的組織結構、生理功能、疾病的發生發展規律。進一步指導著臨床診斷和治療。人體是一個有機整體，其內部充滿著陰陽對立統一的關係。這種關係，我們可以通過前表所列的陰陽在中醫學的具體應用而獲直觀的印象。

第三節　氣功療法與臟腑學說

學習和了解中醫的臟腑內容、功能、表裏聯繫等，有利於指導我們氣功醫師診斷疾病，及氣功愛好者自我鍛鍊。這是一門不可缺少的基本練功知識。

(一)五臟與六腑

臟腑是內臟的總稱，其中分五臟和六腑兩大類。五臟是心、肝、脾、肺、腎；另外還有心包絡，它是心的外衛，在功能和病態上，都與心臟是一致的，因此附屬於心。六腑是膽、胃、大腸、小腸、膀胱、三焦；其中三焦並不是一個獨立的器官，而是指胸腹腔的三個部位：上焦包括心、肺；中焦包括脾、胃；下焦包括肝、腎、膀胱、大小腸。因此三焦的功能，實際是指這三個部位內在臟器的功能而言。三焦與心包絡有臟腑表裏的關係。

	臟（裏） 腑（表）	心 小腸	肝 膽	脾 胃	肺 大腸	腎 膀胱
體表 （開竅）	五體 七竅	豚 舌	筋 目	肉 口	皮毛 鼻	骨 耳、二陰
主要作用		主血脈 主神志	主疏泄 主藏血	主運化 主統血	主宣降 主氣	藏精、納氣 主水液代謝
與各組織 器官聯繫		血脈 面氣	筋、爪	四肢 肌肉	皮毛	腦、髓、骨 、齒、髮

(二)五臟與六腑功能

五臟的生理功能是產生和儲藏精氣，其重要特點是「藏而不瀉」；六腑的生理功能是腐熟水谷（消化），泌別清濁（吸收），傳化糟粕（排泄），其重要特點是「瀉而不藏」。

(三)臟與臟的關係

臟與臟之間在功能上是互相促進而又互相制約的。這種促進與制約的關係，中國醫學是用「五行」生剋學說來闡明的。它們的制約關係是：肝↓脾↓腎↓心↓肺↓肝。它們的促進關係是腎↓肝↓心↓脾↓肺↓腎。為此，在病理情況下也互有聯繫影響。

(四)臟與腑的表裏關係

臟與腑之間有著表裏配合的關係，是通過各自所屬的經絡取得聯繫，並和體表五體、七竅相聯絡，從而使人體構成一個對立而又統一的整體。請見前表：

第四節　氣功療法與經絡學說

氣功療法是祖國醫學的重要學科。氣功療法，離不開十二經脈、奇經八脈及五臟六腑。經絡是人體組織生理結構的重要組成部分，是運行氣血，聯絡臟腑溝通表裏上下，調節人體各部功能的通路。

中醫的經絡學說，是我國醫學基本理論之一，是氣功療法的理論基礎，同時也是指導醫療實踐的依據。如果離開了這個根本學說，氣功治病就無從談起，更無法進行氣功治病的總結和提高。

經絡學說，臟腑學說及陰陽學說之間，有著極其密切的內在聯繫。「經」是「途徑」的意思，從經分出來遍佈全身的大小支脈都稱為「絡」。

經絡內容包含很多，其中較主要的有十二經脈和奇經八脈中的「任」「督」二脈，合稱為十四經脈。它們與氣功療法實踐關係極為密切。故此，本文將著重介紹。

經絡系統的基本內容，包括十二經脈、十二經別、奇經八脈、十五絡脈、十二經筋、十二皮部。其中以十二經脈為全部經絡的主體部分，十二經別是從十二經脈分出。所以叫別行的正經，循行於腹部裡。奇經八脈是在十二經脈和經別之外的別道奇行的脈，它與十二經脈有其縱橫交網的聯繫。

絡脈方面，以十五絡脈為主，除此之外，並有無數絡脈分佈全身，還有其細小的分支，稱為孫絡，起著滲灌氣血，濡養肢骸的作用。這些經脈和絡脈，是經絡系統的主體。十二經筋和十二皮部，是絡脈在體表的連屬部分；五臟六腑，是經絡在人體內的連屬部分。經絡構成了一個完整體系。

㈠經脈系統表

- 經絡
  - 主體
    - 經脈
      - 十二經脈——行分肉間
      - 十二經別——別行之正經
      - 奇經八脈——不拘於正經
    - 絡脈
      - 十五絡脈——主要之大絡
      - 絡脈——支而橫者
      - 孫脈——絡之別者

1、十二經脈走行規律表

	陰經(行於內側)	陽經(行於外側)		循行部位
手	太陰肺經	陽明大腸經	上肢	前線
	厥陰心包經	少陽三焦經		中線
	少陰心經	太陽小腸經		後線
足	太陰脾經	陽明胃經	下肢	前線→中線
	厥陰肝經	少陽膽經		中線→前線
	少陰腎經	太陽膀胱經		後線

連屬
- 內屬——臟腑——經脈所屬
- 外連——十二經筋、十二皮部——分屬十二經脈

2.十二經絡的循行規律

十二經絡中陰經與五臟相聯繫，陽經與六腑相聯繫，陰經屬臟絡腑，陽經屬腑絡臟（由該經發出一支小絡脈），從而構成了臟腑間六對表裏相合的關係。

十二經脈分佈在人體表裏，其循行是循環貫注的，即從手太陰肺經開始，依次傳至足厥陰肝經，再反覆傳至手太陰肺經，首尾相貫，如環無端。十二經脈表裏關係和流注規律請見下表：

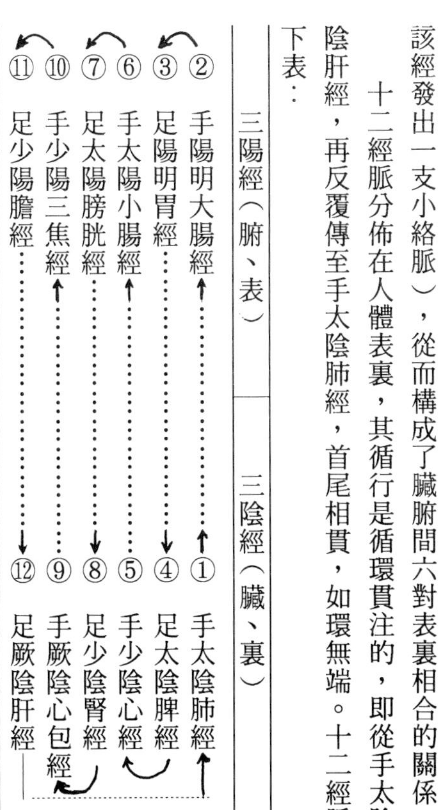

三陽經（腑、表）	三陰經（臟、裏）
②手陽明大腸經	①手太陰肺經
③足陽明胃經	④足太陰脾經
⑥手太陽小腸經	⑤手少陰心經
⑦足太陽膀胱經	⑧足少陰腎經
⑩手少陽三焦經	⑨手厥陰心包經
⑪足少陽膽經	⑫足厥陰肝經

3.十二經脈的交接規律

手三陰經，從胸走手，交手三陽經；

手三陽經，從手走頭，交足三陰經；

足三陽經，從頭走足，交足三陰經；

足三陰經，從足走腹，交手三陰經。

附示意表示：

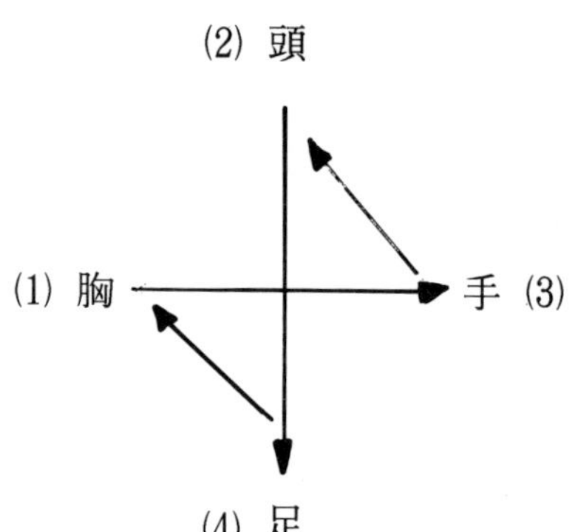

十二經脈內系臟腑

4.十二經脈起止點口訣

肺起中府止少商，大腸商陽至迎香，
胃起承泣終歷兌，脾起隱白大包鄉，
心起極泉少衝行，小腸少澤至聽宮，
膀胱睛明至陰止，腎起涌泉府俞停，
心包天池至中衝，三焦關衝絲竹空，
膽瞳子髎足竅陰，肝起大敦止期門。

5.奇經八脈的體表循環及其功能

任脈、督脈、衝脈——起於胞中，下出會陰：
任脈沿腹胸正中線上行至咽喉，下頷環唇，沿面頰至眶下。
督脈沿脊柱上行，至頸後入顱內頭部正中線，經頭頂至上唇。
衝脈行於少腹與足少陰腎經相並，挾臍上行至胸部經喉環唇。

帶脈——起於季脇，斜向下行，繞肺一周。

陰蹺、陽蹺——起於足跟：
循內踝沿下肢內側經前陰入腹胸至缺盆，上行鼻旁至眼內角。
循外踝沿下肢外側經腹胸外側至肩頸外側，上挾口角、眼內角至頸部（鳳池穴）。

陰維——起於小腿內側（三陰交）沿下肢內側至腹，遂與足太陰脾經同行，至肋部與肝經相合，上行咽喉與任脈相合。

陽維——起於外踝下與膽經並行，至頭側及頸後與督脈會合。

(二)奇經八脈的功能

督脈的循行多次於手足三陽經及陽維脈交會，能總督人體一身之陽經，故稱為「陽脈之海」。

任脈的循行多次與手足三陰經及陰維脈交會，能總任一身之陰經，故稱為「陰脈之海」，又主女子胎孕。

帶脈猶如束帶，能約束縱行的各經脈。

陰陽二蹺脈分主一身左右之陰陽，有濡養眼目，司眼瞼開合和下肢運動的功能。道家氣功名家張紫陽在《八脈經》中提出：「陰蹺上通泥丸（百會），下透涌泉，倘能如此，使其真氣聚散，皆從此關竅，則天門常開，地戶永閉，……此乃天地逐日所生氣根、產鉛（氣川之地也）。」明代名醫李時珍對此也指出：「紫陽八脈經所載經脈與醫家之說不同，內景隧道，惟返觀者，能照察之，其言不謬也。」

陽維陽維脈的功能有維絡人體諸陰脈和諸陽脈的作用。

第五節　氣功療法與精、氣、神

我國醫學認為，疾病的發生、發展、轉化、結果，是人體內「正氣」與「邪氣」相互鬥爭的結果。認為正氣存內，邪不可侵；邪之所犯，其氣必虛。

「正氣」指人體內的「元氣」具有抵禦疾病的能力。「邪氣」指外界各種致病因素。其元氣不足，身體虛弱者，邪氣趁虛而入，就易患病。所以堅持氣功鍛鍊，有疏通經絡，調和氣血的功能，久之元氣充足。元氣漸足，則邪不可侵，就可達到精滿、氣足、神旺，扶正祛邪，防病治病，健身益壽的目的。

什麼是「精、氣、神」呢？我國醫學認為，精、氣、神是生命現象產生及其變化的根本。道家氣功認為，精、氣、神是人的三寶。神者身之本，氣者神之主，形者神之宅也。

所謂「天有三寶日月星；人有三寶精氣神；地有三寶水火風，會用三寶天地通」。這些是生命現象及其變化的根本。現代人認為，精、氣、神是維持人體生命活動的重要物質基礎。練五行氣功，其中也非常強調精、氣、神的鍛鍊，指內練一口氣（精、氣、神），外練筋骨皮（指四肢百骸）。同時還重視練先天氣功，即按天、人、地三元的內在聯繫和規律，調動人的內在元氣。天元為大丹，即現在人們常講的「性命雙修」。

人元為金丹，乃接命之術，指練筑丹田之氣。地元為神丹，乃服食之道。對此，我們還必須進一步了解精、氣、神的物質基礎與功能。

精 指的是構成人體的基本物質，也是人體各種機能活動的物質基礎。那麼，精又分為先天之精和後天之精。先天之精是受於父精母血，來源於先天；後天之精是指飲食營養滋培生化而成的，這些物質精華，又都貯存在以人體腎為主的五臟之內，所以又稱為臟腑之精。

氣 是指維持人體生命活動不可缺少的精微有用之物，它有產生於精，又能化生精，變生神的功能活動。

神 是指人的思維及意念活動，亦是精、氣的外在表現。所以，精、氣、神雖有不同的名稱，但三者卻以互相依存，互相促進的形式存在。「精」、「氣」的生化有賴於「氣」的活動，「氣」則產生於「精」。「精」、「氣」的共同功能體現為「神」，所以我們練氣功關鍵是通過調息養氣，動靜相兼，調整全身的氣血、經絡，或神經、筋骨、皮肉的各種協調功能。

總之，精、氣、神三者是互為關聯，互為發展的。精滿是根本，氣足是動力，神旺是主導。凡練功養生者如能堅持氣功鍛鍊，持之以恆，定能達到固元強神，防病健身的目的。

第六節　氣功療法與子午流注

這裡主要介紹練氣功的時間，方向問題，以指導氣功鍛鍊。根據中國醫學的「子午流注」

（指現代西方國家所說的生物鐘）論述人體的氣血循行的原理，從「子」時（半夜為「子」時，陰至極）到午時（日中為「午」時，陽最盛），從午時到子時（「子午」是十二支中的兩個時辰，在一天中「子」「午」時是陰陽的分界點），隨著時間的不同而出現周期性的盛衰開闔。開時氣血就盛，闔時氣血就衰。如能掌握這個規律練功，便能順水行舟，更迅速地獲得功效。在臨床治療上對指導氣功導引、氣功點穴、氣功按摩、氣功針灸等起著重要作用（詳細論述見本書「少林五形導引氣功」）。

第三章　氣功療法的現代科學探討

氣功療法的臨床應用，標誌著幾千年來我國勞動人民智慧結晶的總結得以推廣，也標誌著多少年來氣功的封建迷信色彩被清除，氣功的發展由過去自發的階段進入到一個用現代科學手段進行研究的嶄新時期。這個時期的主要標誌就是要運用科學研究與臨床實踐，共同探討氣功的科學性。氣功的發展必須與現代科學技術相結合，才能有效地發揮它的積極作用。

近幾年來，一些科學家用現代科學技術手段對訓練有素的氣功醫師練功時體內的生理變化進行了探測，探測到氣功師發放出來的「外氣」是一種客觀的物理生理效應。這說明氣功療法是有科學性的。

氣功當前正處在講科學，破除迷信，振興的時期。那種盲目反對，或絕對否定與過分誇大氣功的神奇性，都是片面的。目前應該將氣功的研究引向科學領域。比如，從物理場效應，人體生物學原理等基礎工程學領域對氣功的奇異特性進行科學的解說。在實用科學範疇，探索氣功增進人體健康的基本方法，甚至用於指導體育、武術運動的發展。

總之，應本著講究科學、破除迷信、求同存異的原則，使氣功逐步走向科學化的健康道路，為人類健康及其它科學領域的研究做出更大貢獻。

第一節　關於氣功之氣的機制

氣功是練內氣的一種保健強身、益壽延年的鍛鍊方法。關於氣功元氣的論述很多，如黃帝《內經》說：「人以天地之氣生」，是說人的生命依賴天地之氣而生存。據現在一些練功家和學者探討，認為主要是指人體所呼吸的大自然空氣和人體固有的「元氣」。所謂「內練一口氣，外練筋骨皮」，就是指練人體內部的元氣。內氣旺則邪不可侵，對外界環境的適應力和體內的恢復能力增強。古人和中醫認為，人體內若正氣充足、元氣充沛，病邪就不可侵入，故此古人練功都非常重視鍛鍊「元氣」，以達到預防疾病、強體健身、延緩衰老的作用。我國醫學還認為：氣是維持人體生命活動的一種基本物質。氣為血帥，血為氣之母。精闢地論述了氣功對人體正常代謝的調節機制，即神、氣、血調節機制，闡述了神是借助於氣去調節血，以維持正常人體生理功能的平衡狀態。氣功對調節神、氣、血的特點可簡述如下：

㈠神在正常人體生理活動代謝中起調節作用

這裡所說的神是指大腦功能，也包括人的精神、思維、意識、意念及心理狀態。因而在氣功鍛鍊中，要著重強調意與靜的緊密結合作用。

(二)神可以控制氣在人體內的運行，所以又將氣在人體內的運行或變化過程稱為氣機。

氣功鍛鍊中所強調的以意引（發）氣，以意運（領）氣，就是強調神（意識與意念）在練功中的控制作用。這種觀點已被練功實踐所檢驗，不同的以意運氣的路線，可以使氣在人體內有不同的運行方式。據《靈樞集注・行針》所論，「氣行則神行，神行則氣行」。

(三)氣機是血在正常人體內循環的動力，故氣功鍛鍊中要求意行氣行，氣行血行，「氣旺則血潤，氣虛則血虧」。

「氣滯血淤」也指的是此意。當練功者意守某部位時，該部位就有得氣感產生，有血流充潤的感覺。據實驗證明，練功有素的氣功師可以使意守部位體表溫度升高三—四℃，血流加快百分之二十—百分之三十，為「意行氣行，氣行血行」作了科學驗證。因此，氣功鍛鍊中強調練氣的道理也就在此。

(四)人體生理機能和代謝功能是否正常，完全取決於氣血運行是否通暢。

氣滯則血淤，血淤則氣結；氣不通則痛，血不通則腫，氣血不和，則機體失去平衡而生病。氣運和順，血流自行通暢，則機體功能正常，諸病不生。因此，在鍛鍊氣功中，必須重視真氣運行，疏通經絡，調節機體平衡。

(五)神、氣、血與現代生理

1.神、氣、血的氣功調節機制，是歷代練功家實踐經驗的總結。這一機制也就是神經——真氣——體液（如血液、淋巴液、腦脊液等）氣功調節機制。在氣功鍛鍊中，通過體內（或內功）運氣的鍛鍊方法，可獲得體驗。

2.現代生理學分析並認為人體代謝功能的調節和整合是通過神經——體液來完成的。即神經——體液調節機制，這兩種機制的區別，在於我國醫學直接以內氣作為媒介，溝通了神經與體液兩者間的關係。

3.神經調節和體液調節的區別在於：神經調節的衝動是沿著神經纖維走的。故作用迅速、準確、侷限於神經支配的組織，持續時間短暫，適宜於快速生理活動的調節。體液調節的激素是隨血液運輸到周身各部位，故作用緩慢、彌散、廣泛，持續時間長，適宜於緩慢的生理功能的調節。兩者相互聯繫，起到調節人體生命活動的功能。

4.人體的血液循環運行，既受神經調節，又受體液調節。交感神經中樞產生的興奮——電信息，除通過支配調節心血管的交感神經調節心血管活動之外，還可通過控制腎上腺髓質的交感神經，促進髓質細胞分泌腎上腺素和少量去甲腎上腺素。兩者隨血液到心臟及血管平滑肌，以控制和調節心血管的活動功能。

綜上所述，對於氣血與氣化理論等都涉及到氣的物質問題。對於這種氣，目前尚未有確切的答案，因為氣是看不見、摸不著的物質，至今尚未完全揭示它的奧秘。只有積極採用現代生物物理學、電生理學、力學等多學科的探索和研究，才能揭示其本質。

第二節　關於氣功態的研究

人們通過氣功鍛鍊後，使體內一些生理指標變化，如血壓、呼吸及代謝的變化等。早在六十年代前後，國內很多學者就進行了一些實驗，驗證了練功對改善循環、呼吸、代謝、消化等有關疾病症狀的效果，從而堅定了人們練氣功治病強身的信心。

七十年代以來，隨著我國氣功的普及和群眾性的練功活動的開展，激發和推動了氣功的發展。堅持氣功鍛鍊能治病、除頑疾或難治之症等，大大豐富了氣功臨床的內容。氣功之所以獲得新生並得到空前的發展，之所以歷盡挫折未能被摧垮和淹沒的主要原因就是氣功的群眾性，群眾從練功治病中體會到了氣功的特殊效果，因而氣功為人民群眾所熱烈歡迎。

㈠防老研究

隨著離退休人員的增多，氣功鍛鍊的保健作用也日益突出。根據以預防保健為主的原則，近年來已有許多學者就練功防衰老、延緩衰老的過程等開展了實驗性的研究。由於科學技術的飛速發展，給研究氣功療法提供了客觀條件，同時人們也更重視練功對防止衰老過程的研究工作。

㈡智能研究

對氣功開發智能，早有明確的論述。許多練功者通過氣功鍛鍊後頭腦清醒、記憶力提高。有些學校對學生練功前後的記憶力（長期的、短期的）、理解力、分析能力、綜合能力、學習成績等作了比較，對練功者的學習心理狀態也進行了比較，結果是肯定的，從而證明練功有明顯的激發智能作用。

㈢生理研究

以生理測試證明了氣功態的客觀存在，進而從與不同練功深度相應的生理指標的變化，證明了練功各個態的客觀存在。如練功後循環、呼吸、消化、代謝等有關方面疾病的改善。

㈣腦電波研究

美國學者本森博士和國內許多學者先後進行了有關氣功態下的腦電波變化測試，對於不練功的人，兩組腦電波呈現不同步的現象。練功者進入氣功態之後，腦電波首先是 α 波發生同步的現象。隨著練功不斷深入，如練功年限長者，β波、θ波、δ波也將逐漸發生同步現象。這個驗證，有力地證明了氣功態是不同於日常生活狀態（如醒、睡、做夢等）的一種特殊狀態。同時隨著練功程度的深入，大腦皮層的活動狀況也將會逐漸變得更加有序，因而腦電波呈同步現象時，將具有健腦作用。

第三節　關於外氣的物理效應

氣功師發放外氣治病源遠流長，先秦已有「布氣」之說，歷代史書中也有發放外氣治病的記載。如《清史稿・甘風池傳》中所述：「甘風池，江南江寧人，……善於導引術。同里譚氏子病瘵，醫不效。風池於靜室室牖戶，夜與合背坐，四十九日痊癒。」外氣是練功到一定程度後自然產生出來的能量。作為我國的傳統遺產，理應繼承發揚。

一九七八年以來，國內許多學者對「氣」的物質作用進行了大量的科研工作。突出的是上海的顧涵森、林厚省，北京的馮理達、陸祖蔭、李升平等許多專家，做了許多外氣與有生命物質、無生命物質的實驗，開拓了氣功學研究的新領域，豐富了氣功學內容。

㈠紅外信息

上海顧涵森、林厚省等，應用HD—H型紅外測溫儀（探測窗口波長八—十四微米）探測到某氣功師在運氣發功時發出的「外氣」是遠紅外輻射信號。此種信號，是氣功醫師發出的具有較大低頻調制紅外輻射信號。發功最大時調制深度百分之九十（毫優），不發功時該調制深度小於百分之十，兩者對比確有顯著差異。從而也客觀證明了氣功「外氣」物質基礎之一是受低頻漲落調制的紅外輻射，並觀察到它穴位處或組織具有共振接收的協調作用。

㈡靜電效應

應用靜電增量探測裝置進行探測，在某氣功師發放外氣時儀器探測到靜電增量為10^{-14}至10^{-15}庫侖量級的電荷富集信號（相當於十萬到百萬個電子所帶的電荷數目）。當改變練功方式時，可直接影響靜電增量信號的形狀強度和極性。

不同的練功方式，使某穴位處或某部位某種偶極子呈現不同的有序化取向。練功強度愈深，受意識調節部分較多，有序化程度愈好，「外氣」靜電效應就愈強。

㈢磁信號

應用磁二極管探測裝置的儀器，對某氣功師發功時的百會穴進行測試，結果測試到百會穴發的「外氣」磁信號。

㈣微粒流信號

應用微粒流探測裝置對某氣功師發放的「外氣」進行反覆測試表明，該氣功師發放的「外氣」物質現象之一是微粒流信號。信號呈脈衝型，脈衝上升時間為五十至一五〇毫秒，信號運行速度為二十至二十五厘米／秒，在信號運行途中，其速度作有規律的漲落。在離發功手指三十五厘米處有速度最大值。信號被縱向電場衰減，正負三五〇伏／厘米。電場對信號衰減作用極為明顯。「外氣」信號在梯度為一三五伏／厘米的橫向靜電場中運行時，自身具有的振盪頻率為三・五赫，幅度為2×10^{-16}至4×10^{-10}安。信號可遠達二至三米，一・五米處收到的信號小於三分之一，但頻率不變。距離愈遠，信號作用寬度愈小。測試中觀察到：氣功信號能穿越六十微米孔徑的激光柵，但為玻璃所阻擋。信號受對流條件的制約。

(五)次聲信號

我們與電子工業部第三研究所協作，應用丹麥產的聲波檢測分析儀，在特製的消聲室內，對三位訓練有素的氣功醫師發放的「外氣」進行反覆測試，測試部位為氣功醫師的兩手部勞宮穴、印堂穴，測試的方式分接觸式（接觸探頭直接與發功的勞宮穴接觸）和氣導式（接觸探頭與發功的勞宮穴有一定距離）兩種。

三位氣功醫師發放外氣平均升高十五赫以上的次聲波信號。重複測試中均明顯地表現次聲信號。該所利用同樣的測試儀對另外幾位氣功師進行同樣的測試，也均觀察到氣功師發放的「外氣」中有次聲波信號。

㈥激光的特性

據中科院長春物理研究所實測，發現外氣具有激光的特性，其主要特點為：

1.射程很遠，測距八米、十五米、二十二米和五十米時，功率基本不下降。

2.頻率很低，脈衝頻率可調。一氣功師為九十次／分，另一氣功師為一八〇次／分。

3.發射角很小，在三米處測不出發射角的偏差。在二十二至五十米接收時，束流依然很細。

4.有很強的穿透性，能穿透十厘米厚的皮、毛、棉絮等，可透過五厘米厚木板，三厘米厚數層玻璃，三十厘米厚紅磚水泥牆，兩層薄鋁板或鐵片。同時可在鋁板後接受到清晰的脈衝信號。

㈦微生物效應

馮理達教授等與氣功師包桂文協作進行了外氣對微生物的試驗，發現外氣可以對大腸杆菌、痢疾杆菌、革蘭氏陽性球菌及綠膿杆菌有強烈的殺傷作用。發氣一至三分鐘後，殺傷率可以達到百分之五十以上，對痢疾杆菌竟達百分之八十七。

當氣功師改變意念發放另一種外氣時，不僅不會殺傷細菌，反而促進細菌的增生。他對氣功「外氣」對B型肝炎病毒帶原者血清作用的研究，觀察到一〇〇例B型肝病毒帶原者血清表面抗原經十二分鐘氣功「外氣」作用後，十七例由陽性轉為陰性，轉陰性率為百分之十七。另外還觀察到B型表面抗原強陽性滴度下降。外氣對微生物的試驗，證明外氣使人體免疫能力增強，這種作用可能與某種特徵信息的輸入有關。

(八)液晶效應

陸祖蔭教授等進行了外氣對無生命物質作用的實驗，運用了氣功經典著作的原理：萬物皆有氣，這些氣之間會相互作用，因此應當觀察到外氣對無生命物質的作用。

試驗以液晶作為試驗材料，因它對周圍物理環境的影響比較靈敏。試驗表明，在外氣作用下，聯二苯向外型液晶對光的雙折射本領發生變化，又根據液晶的結構計算，表明液晶的分子在外氣作用下發生了轉動的現象。

第四節　關於練功的客觀效應

(一)氣功對神經系統的效應

練氣功的重要環節之一是大腦的意念控制，就是要充分發揮「意念控制」在鍛鍊中的先導作用。因此，練功時大腦皮層功能的調節是氣功治療作用的一個很重要方面。同時科學家進行綜合研究，發現正常人大腦皮質各區域的腦電波是不同的，且波幅不超過五十微伏；而氣功鍛鍊後，波幅增大到一五〇至一八〇微伏，且各區域腦電波同步性提高。隨著功力的加深，同步性愈高，這說明氣功鍛鍊能使細胞的生物電活動高度有序化，從而使神經消耗降低，效能提高。

實驗觀察，高血壓患者通過鬆靜功鍛鍊後交感神經反應相對減弱，而副交感神經相對增強。還發現高血壓患者練氣功時，血漿內的多巴β——羥基酶的活性降低，這也是交感神經興奮減弱的狀態。

此外，還有學者觀察到練氣功時肌肉值延長，皮膚電位降低。所有上述客觀生理變化顯示，練氣功時大腦皮層趨於主動性內抑制狀態。這種生理效應可提高大腦皮層的活動功能，以及對外界不良刺激具有不同程度的保護作用。

(二)氣功對心血管系統的效應

重慶醫學院生理教研室等單位，曾在六十年代對氣功療法生理機制開展研究，並觀察到練氣功對心血管系統產生的多種生理效應。

1.氣功對心率的影響。學者測定練功過程中心率改變者共十六名，其中練鬆靜功的高血壓病人十名，練內養功的肺結核病人六名。將練功前靜息第十五分鐘時測得的心率數作為對照值，然後在練功過程中每隔五分鐘測心率一次，最後測練功原靜息十五分鐘心率的恢復情況。觀察結果表明，十例高血壓病人練功三十分鐘內，心率減少的最大數值為三至九次／分，平均減少五·四次／分。練功停止後心率漸趨回升，但有六例在練功後十五分鐘有時心率尚未恢復至練功前的數值。六例肺結核病人練功中心率變化情況基本與高血壓組相似。

2.氣功對血管運動的影響。學者利用血容積和皮膚溫度兩項指標的測定來觀察氣功對血管運動的效應，共測定一〇九例。測定結果表明，當「開始練功」信號發出，病員開始練功時，大多數病人的血容積描記曲線都發生不同程度的降落，即出現血管收縮反應。練功中血管狀態與所練功種有關，如練內養功和靜功者，半數以上病人的手部血管出現舒張狀態，少數人有血管收縮傾向。而練三圓式站樁功的病人都呈現顯著的血管收縮反應。停止練功，這種反應持續一段時間後才恢復原來狀態。

肢體血容積和皮膚溫度測定表明，氣功對血管的縮張運動有明顯的調節作用。

3.氣功對血壓的影響。六十年代以來，上海高血壓研究所進行了臨床觀察，結果表明高血壓病人在一次練氣功過程中，練功五分鐘血壓即開始下降，三十分鐘後下降幅度可達藥物性睡眠時的降壓水平。長期堅持練功，有助於血壓穩定，療效鞏固。

4.氣功對血液成分的影響。重慶醫學院生理教研室利用測定血液內紅血球、白血球與嗜酸性細胞數、血球沉降率、白血球吞噬機能、血糖濃度與糖耐量等指標。觀察氣功對血液成分的效應。觀察結果表現，練氣功時紅血球有增加的傾向，少數減少；白血球總數和嗜酸性細胞均增多，白血球吞噬作用增高，說明練氣功能夠提高機體的防禦機能。

㈢氣功對呼吸系統的效應

六十年代以來，國內學者對氣功影響呼吸機能與氣體代謝的效應作了大量的科學實驗，觀察到下列客觀效應：

1.呼吸頻率與橫膈活動度變化。大多數學者均觀察到練氣功中比練功前的呼吸頻率明顯減少。如上海第一醫學院生理教研組觀察到呼吸頻率平均由練功前的十六・五次／分減至六・九次／分。重慶醫學院生理教研室觀察到十例肺結核病人練內養功時，呼吸頻率平均減少一〇・七次／分。

另有學者對十例練氣功者除觀察呼吸頻率變化外，還用X光作橫膈計波攝影來觀察練功中膈肌運動的範圍變化。結果觀察到九例在練功中的橫膈波幅比練功前平均增高五厘米，有一例由練功前二・五厘米增至九厘米。

2.通氣功能變化。有學者對練功二至三個月的練功者進行通氣功能測定，觀察到練功中比練功前潮氣量平均增加百分之七十八，而每分鐘通氣量平均減少百分之二十六，這與練功中呼吸加深，每分鐘的呼吸頻率減少有密切關係，完全符合練氣功的調息要求。

3.氣體代謝變化。大多數學者觀察結果為練功中的氧氣耗量和二氧化碳排出量明顯減少，與此同時，肺泡氣中氧氣濃度增高，而二氧化碳濃度減低。上述結果表明了在練氣功中氣體代謝水平降低。凡練功過程中入靜較好者，代謝率降低更明顯。代謝率降低的程度與練功的體位有一定關係，臥位降低最多，坐位則較少。練功過程的代謝一般低於基礎代謝率，也低於文獻所報導的深度睡眠時的代謝率。

(四)氣功對消化系統的效應

氣功療法很早就用於治療消化系統疾病，特別是消化性潰瘍。氣功在消化系統方面的生理效應主要表現在下列幾方面：

1.氣功對胃蠕動的效應。據有學者通過X光攝影觀察到，五人練氣功後比練功前的胃蠕動波幅增加〇•七至一•五厘米，平均增加一厘米。另有學者觀察到六十二例練功病人氣功治療後的胃排出時間比氣功治療前平均加快二分鐘，這說明練功時，由於腹式深呼吸，腹腔器官受到有節律性按摩作用，使胃腸蠕動功能增強。

2.氣功對消化液分泌的效應。有學者對練功病人的唾液分泌進行了觀察，發現練功開始階段唾液分泌增加。這是練功時舌的活動和呼吸作用，反射性地刺激了副交感神經系統，使其興奮的結果。練功進入完全入靜階段時，由於延腦的分泌中樞的興奮性降低，抑制了唾液的立即逸出，因而唾液分泌減少。當停止練功後，大腦皮層和延腦的內抑制過程消失，唾液又大量分泌出來。

在臨床實驗研究中，不少學者對練氣功中胃液的分泌及胃酸的分泌進行了觀察。多數學者已觀察到，練氣功時胃液分泌增多。一些消化性潰瘍病患者經氣功鍛鍊後，胃總酸度，游離酸，蛋白酶含量等較練功前明顯增加。

曾有學者通過自己實驗並觀測到練氣功時膽汁分泌增加，練功前每小時平均分泌二毫升，練功時平均每小時分泌六毫升左右。

上述觀察結果表明，練氣功促進消化液增加，為氣功治療消化系統疾病提供了生理基礎。

㈤氣功對內分泌系統的效應

氣功對內分泌系統的效應，有學者曾對支氣管哮喘患者氣功治療前後尿中的中性十七—酮類固醇（簡寫為十七—KS）的含量進行了測定。氣功治療前患者二十四小時尿中的十七—KS含量普遍下降，病情愈嚴重者，含量愈低，說明支氣管哮喘病人的腎上腺皮質機能低下。十例腎陽虛偏重型患者在兩周內練功效果良好的情況下，尿中十七—KS值明顯上升。具體表現為：初練氣功三至五天，尿中十七—KS值上升百分之二十左右，療程結束時，絕大多數病人的尿十七—KS值超過原值百分之四十左右，由練功前低於正常水平提高到正常範圍內。最顯著的一例在練功後尿十七—KS值為一二〇毫克，為練功前的百分之一四四。

在正常機體中，大腦皮層對下丘腦垂體——腎上腺皮質反應系統起著抑制性的調節作用。氣功入靜則使支氣管哮喘患者的皮層與皮層下中樞的病理性聯繫受到暫時阻抑，因而使腎上腺皮質激素分泌增加。此外練氣功中的腹式呼吸對內臟有良好的按摩作用，可以加快腎上腺皮質的血流，改善其分泌機能，結果也增加了腎上腺皮質激素的分泌。

以上各例生理指標效應的測定結果，從另一個角度說明了氣功療法的現代科學基礎。

1.氣功外氣是有物質基礎的，它有紅外、電磁波、次聲波、靜電、激光效應以及對無心理現象的微生物，對無生命的液晶等產生作用，說明外氣確實客觀存在著，外氣確實對物體發生了作用。外氣治病可以伴隨有心理因素，但氣功治病決不是心理治療，更不是一種催眠術。這進一步證實了「萬物皆有氣」。

2.外氣治病的機理（或道理），與上述探測到的一些物質效應及臨床效應有關，如次聲信息。就次聲本質來說，它是一種頻率低於二十赫的聲音，在大氣中傳播時具有衰耗小、傳播距離遠的特點。我們認為：氣功次聲不僅具有較大能量，而且能超距力作用於人體的動脈或末梢循環，促使血液流動增快而致軀體運動的。這些實踐有力地說明氣功次聲是一種超距力且穿透力很強的物質。

3.氣功外氣與其他尚未完全搞清楚的物理效應有協同作用。氣功外氣作用於人體，能有效地推動患者的血液流速而導致軀體不自主的運動，這是氣功紅外效應作用的結果。紅外信息的作用，能使病變處的血管受熱而擴張，又加之氣功次聲信息，氣功磁場的作用，以克服病變血管腔中的阻塞，致使血流通暢，繼而改善血液循環。再加上目前尚未完全搞清的氣功靜電、電磁、微粒流等協同作用，是氣功外氣治療疾病的科學依據。

總之，氣功的「氣」不是什麼玄虛或不可捉摸的東西，而是一種客觀存在的物質效應。所以，望同行們再接再厲、同心協力，為探索人類生命科學，為防病健身、益壽延年開闢新的途徑。

中篇　養生練功法則

本篇將全面地、系統地介紹養生與長壽的方法和原則。其中包括正確把握法於陰陽，練功時節，和於術數，飲食有節，起居有常，修功修德，心情樂觀，防病第一等養生與長壽的知識，以指導讀者學習掌握與研究練與養的根本法則。

第一章 把握法於陰陽

把握法於陰陽，就是指練功者必須掌握人類自然變化的規律，能夠適應自然氣候和外界環境的不斷變化。只有如此方能正確練好氣功，獲得養生與長壽的效果。

第一節 四季氣候與養生

黃帝《內經》中指出：「法則天地，象似日月，辨列星辰，逆從陰陽，分別四季」以及「和於陰陽，調於四季」，就是強調適應自然氣候變化的養生長壽之道。《內經》在《四氣調神大論》中闡明了春夏秋冬的具體養生方法。

「春三月」（指二、三、四月），此謂發陳，天地俱生，萬物以榮，夜臥早起，廣步於庭，被發緩形，以使志生，生而勿殺，予而勿奪，賞而無罰，此春氣之應，養生之道也。逆之則傷肝，夏為寒變，奉長者之。春季練功養生者，早臥早起。治病者，以練強肝為主。

「夏三月」（指五、六、七月），此謂蕃秀，天地氣交，萬物華實，夜臥早起，無厭於日，使志無怒，使華英成秀，使氣得泄，若所愛在外，此夏氣之應，養生之道也。逆之則傷心，秋為痎瘧，奉收者少，冬至重病。夏季練功養生者，早臥早起。治病者，以練強心為主。

「秋三月」（指八、九、十月），此謂容采，天氣以急，地氣以明，早臥早起，與雞俱興，使志安寧，以緩秋刑，收斂神氣，使秋氣平，無外其志，使肺氣清，此秋氣之應，養收之道也。逆之則傷肺，冬為飧泄，奉藏者少。秋季練功養生者，能早臥早起；治病者，以練強肺氣為主。

「冬三月」（指十一、十二、一月），此謂閉藏，水冰地拆，無擾乎陽，早臥晚起，必待日光，使志若伏若匿，若有私意，若已有得，去寒就溫，無泄皮膚，使氣亟奪，此冬氣之應，養藏之道也。逆之則傷腎，春為痿厥，奉生者少。冬季練功養生者，要早臥晚起，治病者，以練強腎氣為主。

總之，黃帝《內經》對一年四季的氣象學、物理學的描述，以及它的自然氣候、物候變化相適應的練功與養生方法，說明了和於自然對保健防病，延年益壽的重要意義。所謂「夫四時陰陽者，萬物之根本也」就是這個道理。所以古代聖人主張春夏養陽，秋冬養陰，以從其根，故與萬物沉浮於生長之門。逆其根，則伐其本，損其真矣。故陰陽四時者，萬物之終始也，死生之本也。逆之則災害生，從之則苛疾不起。

《內經》以後歷代練功養生家都很注重適應四季氣候變化的鍛鍊方法，相繼有不少養生專著問世。如唐代鄭景岫的《四時攝生論》，趙武的《四時食法》，穆殷的《四氣攝生論》

；宋代姚稱的《攝生月令》，趙自化的《四時養頤錄》等等。

綜上所述，這些養生論著闡明順應四時氣候變化，而能健康長壽。若不順應四時氣候變化就短壽。現代的醫學氣象學就是研究氣候變化與人體健康的關係。對此，通過大量的科學觀察和實驗研究證實，氣象因素對人體健康的影響極大。比如，有少數人平時易感冒，由於自身體質弱，遇到天氣變化就容易患病。後經過氣功鍛鍊，體質增強了，能夠適應四季氣候的變化，現在很少感冒，飲食睡眠都有改善。只要我們遵循四季不同氣候的養生與長壽的科學原則，它將有助於練功者強身健體延年益壽。

第二節　自然環境與養生

據《內經》中這樣描述：「一州之氣，生化壽夭不同，其故何也？岐伯曰：『高下之理，地勢使然也。崇高則陰氣治之，污下則陽氣治之。陽勝者先天，陰勝者後天，此地理之常，生化之道也。……高者其氣壽，下者其氣夭，地之小大異也，小者小異，大者大異』。」

這裡所講的意思是，選擇居住在空氣清新，氣候寒冷的高山地區的人多數長壽；如果選擇居住在空氣污濁，氣候炎熱的平原地區的多數人短壽。其道理在於，因為「高者氣寒」，植物生長緩慢，生長期長，壽命也就長。「下者氣熱」，植物生長較快，壽命就相應短促。現代醫學研究認為，利用低溫可延長生命。

據國外研究報導，有人用低溫的方法將瀕於死亡的癌症病人保存起來，若干年後，待癌細胞死亡後，人體的其他組織細胞因在低溫條件下，新陳代謝極度緩慢，生命得以延長。再改變溫度條件，就可以使「死人」復活。在我國，長期居住在北方寒冷地區的人，較生活在南方炎熱地區的人，平均壽命也較長。此外，長期居住在山區的人群中，長壽的老人也是很多的。原蘇聯學者對長壽與地平緯度的關係進行了研究。在原蘇聯大多數的百歲老人都生活在平均緯度六〇〇至八〇〇米的克里米亞半島上。所以學者們得出研究結論：長壽與地平緯度可能有密切關係。但也絕不能說居住越高越能長壽。高原地區空氣稀薄，森林覆蓋面積小，過分寒冷地區氣溫太低，空氣壓力大，對人體健康長壽也是不利的。

①養生長壽與地域的關係　在許多國家裡，如我國、日本和原蘇聯等國都有一些長壽地區、長壽村。那些地方的地理環境、氣候條件一定對人們的健康長壽起著很重要的作用。

我們就拿農村與城市來對比，據目前統計，居住在農村的人要比住在城市的人壽命延長五年以上。我國著名的長壽地區——廣西都安、巴馬等地的調查顯示，五十一位百歲老人全部住在農村，而且絕大部分住在山腰以上的地方，沒有一個居住在城市的。據湖北地區調查，九十歲以上的一二五位長壽老人中，有百分之九十六居住在農村，這說明環境對壽命確有極為重要的影響。

②長壽與環境有密切關係　歷代練功養生家都很重視居住環境的選擇。住宅多坐落在山青水秀，陽光充足之處。我國大部分地區的住宅多是坐北朝南，門窗面向太陽，選擇光線充

足，空氣流通，以冬暖夏涼為原則。而且在住宅周圍種植竹木花草，既美化了環境，又防風防塵，調節空氣。對人們的健康長壽有利無害，也是修煉氣功的好地方。歷代的養生家都有此論述。活了一〇二歲的孫思邈在《千金翼方》中對住宅選建的環境，住宅的布局等作了詳細的描述。清代著名養生家曹慈山對住宅的環境也有講究。他雖住在城裡，很強調因地制宜，並主張「闢園林於城中，池館相望，有白皮古松數十株，風濤傾耳，如置身岩壑……至九十余乃終」。曹老先生在《老老恆言》中提倡老人要親自在「院中植花木數十種，不求名種異卉，四時不絕便佳」，「階前大缸貯水，養金魚數尾」。這種既美化環境又鍛鍊身體，陶冶性情的養生之道，對於練功與長壽者格外適宜。

我有一位親友，年近八十高壽，住宅在北京一個四合院裡，老人家平常酷愛種花、養魚、每天必為花木鋤草、培土、澆水、給院內的幾大缸金魚換水和投飼料等。由於他長期堅持這一養生活動，至今身體仍很健康，現在還能從事一些社會工作。

根據現代人的住房特點，我們主張多在居室內養盆花，這不僅使室內美雅，空氣清新，充滿生機，而且芳香類植物可醫治一些疾病；綠色的葉片，又可幫助人們解除眼睛的疲勞。當然，我們必須注意到一些人和病對某種氣味會產生過敏等。如夜來香味濃而不純，易使高血壓、心臟病患者感到胸悶；松柏產生松香，會影響人的食慾；一些帶刺的掌類植物及花粉，會使有些人產生過敏反應。這些花卉都不能在室內養植。另外，臥室內的盆花在晚間宜搬到室外，因為一切植物都在白天進行光合作用，吸收二氧化碳，放出氧氣，淨化空氣。但在夜間卻與人爭吸氧氣，放出二氧化碳，汚染空氣。

③長壽與療養　練功、養生、治病、休息，都必須選擇好一個優雅自然的環境，才能達到療養與長壽的目的。從古代的寺院到現代的療養院，一般都選在山青水秀，既有蒼松翠柏，又有噴泉流水的地方。這些地方是很好的練功和養生的場所。現代儀器檢測發現，噴泉或瀑布的水霧或流水的浪花，會產生一種空氣離子——陰離子。這種陰離子又叫空氣維生素，具有健腦和防治疾病的作用。特別對患有心血管疾病和呼吸系統疾病的患者有益。生活在海濱或湖濱的人長壽者多，可能與空氣中陰離子多有關。

洪澤湖畔有一對出生於清朝同治和光緒年間的百歲夫婦。老先生薛亭佐一〇七歲，老伴劉氏一〇五歲，現今身體仍很健實。現年一一五歲的老中醫羅明山，五十歲以後一直生活在蔥綠籠罩、竹林環繞、四季常青的天池山上的天成寺，山巔流水潺潺，山腳汪洋一片，那澄澈如鏡的天池，常常隨風揚起波濤。讓人倍感神清氣爽，心情舒暢。在國外埃及尼羅河三角洲就有一個已經活了一三〇歲的名叫米夏爾的老人，於一九八〇年舉行了他結婚一〇五周年的慶祝活動。據說他的聽力、視力還很好，在一二〇歲時切除前列腺，他最小的兒子也已七十二歲高齡了。老先生一生中只患過一次病。

④練功養生與環境治理　巴馬，是我國廣西的長壽之鄉。據調查，全縣二十三萬人中，百歲老人二十五人，九〇歲以上老人就有二二八人。所以，也被稱為中國長壽之鄉。那裡山不高，青松常綠，水不深而澄清，環境幽靜，空氣新鮮。真是一個練功養神的好地方。

在國外，號稱「世界長壽中心」的厄瓜多爾的一個海島——比爾卡旺巴，坐落在群山環繞的離比爾卡旺瓦河不遠的一個山谷裡，海拔一六八〇米，氣溫在攝氏十八至二十二度之間，是一個得天獨厚的美麗村莊。這裡沒有工業，沒有污染。至今活了一四〇歲的有四〇個，一般都活一二〇至一三〇歲左右，最少的活了一百歲。

但是，生活在工業發達地區或居住在大城市的人，就很少這樣長壽。我們認為，關鍵在於搞好環境保護，環境的治理，正確把握養生與練功方法，三者很好結合，同樣可以獲得延年益壽。如武漢市城區二、三四九、〇〇〇人中，就有九〇歲以上的長壽老人四四二名，年齡最高的達一〇八歲。成都市東城區是工業區，活到九〇歲以上的老人就有一九二名，還有九位百歲老壽星呢。一個擁有三百萬人口的廣州市，就有一、七九〇多人超過了九〇歲，其中一百歲以上的老人三〇名，最大的活到一一一歲。

在原蘇聯，烏克蘭頓巴斯地區是採煤、機器製造和冶金工業的中心，人煙稠密。在目前已有六萬人超過九〇歲，還有七百多名百歲老人。總之，通過上述國內外，不同地區的比較證明，環境與長壽的關係是很密切的。

通過科學研究已證實了，環境污染對人的壽命危害甚大。據有學者研究認為，環境污染是使人患癌症和引起疾病的主要原因。在美國，有百分之七十五至八十的癌症是由於環境污染引起的。目前世界各國都很重視環境保護，並成立了專門的世界性組織。我國也有這方面的機構，並由國家頒布了環境保護法。全國還大力開展植樹造林，搞好綠化，從根本上治理環境污染，保護和美化環境。這對增強國民的身心健康有重大意義。

第二章　把握練功法則

我們主張和要求，在練氣功時，首要的是應根據自己身體的實際狀況、疾病程度、職業環境等選擇適合於自己的有效功法進行鍛鍊。練氣功健自身是根本，健他身是功用，只有自身基本功過得硬，健他人身體才能功成見奇效，否則將兩敗俱傷。

對於一名合格的氣功醫師來說，必須懂科學、懂醫術、醫德；懂功法、功德。更重要的是您得有一個很健壯的身體，那麼才能給別人進行氣功點穴、按摩、導引等治療。換句行話來說，只有自身強健、精滿、氣足、神旺，才能為他人醫難症。

應用氣功健身的功理，其依據是黃帝《內經》中的「法於陰陽」之道。如通過練習臥、坐、站、行；導引行氣、吐納調息等養生方法，可延長人體生命，增強抵抗疾病的免疫力，這就是應用氣功與長壽的法道　也是祛病健身延年益壽，開發智能的科學依據。對此必須遵循下面法則。

第一節　把握正確練功時節

選擇適合於自己的修心養性、延年益壽的功法，按四季經時、子午流注、陰陽五行變化，進行合理正確的修功。根據我多年的練功與授功，及臨床治病實踐，探討總結出了祛病、益壽、開發智能的練功四步曲。

第一步　練好早晨功　需要練站樁功、吐納健身功、氣功八段錦。此功有動中求靜，靜中修形的特點。配合練習全身自我保健功，以達到強筋壯骨、祛病強身的目的。我們強調練好早晨功，其目的是為確保練功者全天工作時頭腦清醒，保持旺盛的精力，有助於各專業人員學習和工作的完成。

第二步　練好午間功　午時一過，人們需要安神保氣，使神氣不耗。午睡前先放鬆身體入靜，然後練十至十五分鐘的靜臥功或放鬆功，隨之進入睡眠狀態。對於中老年人及各類專業人員，都需要保養精、氣、神，所以午休極為重要。對於老年人及練功者來說，希望您能按此法，以功代睡，閉目養神。這是守神保氣，延年益壽的最大妙法。它的作用不僅有助於老年人健康長壽，又可幫助從事腦力工作者健腦。同時強調練好午間功，也是為了很快消除上午的工作疲勞，以繼續完成下午的工作。

第三步　練好晚間功　晚間練功可選擇以靜坐功、步行功或配合全身自我保健功等。其作用特點，有安神納氣、引氣收斂、歸元、養其精、安其神、舒其形、壯其體的功效。同時強調練好晚間功，也是為了更好地消除人們一天工作的疲勞。

第四步　練好夜間功　夜間練功可選擇以靜臥功，或全身自我保健功、強身功等。其作用特點是夜間練靜臥功有養血歸肝、養氣歸元的作用。同時，我們強調練好夜間功，最大的好處是使人能得到安靜的休息，更有利於第二天的工作。

綜上所述，我們從不同時間歸納來說，早晨堅持練好氣功，能起到春生發陽氣，又可吸收陽氣。午間堅持練好氣功，能起到陽退陰生，又可保氣安神。晚間堅持練好氣功，能收斂元氣。夜間堅持練好氣功，能蓄藏血氣，又能養血歸肝。

總之，正確指導練功者（或病人）掌握練功時間及方法，才能有助於學練氣功者，樹立功到自然成的信心。對於上述介紹的練功四步曲，是作為一種練功方式，大家可根據自己所掌握的功法特點進行鍛鍊。絕不能死搬硬套。

在練功時，我認為不要把所介紹的功法混練，因為，練功方法、練功時間不同。所以，每次練功時，一定按您所學所掌握的功法要領與要求去進行鍛鍊。比如說，一個練功有素者，以動靜結合功法，或結合練其他功法，也不會出現不良現象。但是，對於初練功者，或不能控制自己意識者，都不能混練多種功法。也要求不管練那種功法，在意念上切勿過重或死守。同時在練功及授功時，不要在自己腦子裡形成一種不好的刺激。

例如，有少數授功者，過分強調意守或不講科學性，清規戒律又多。還有少數授功者在教功時，只吹噓自己的功法，不許練別人的功法。甚至有些癌症晚期患者，也不許用其他方法治療。這樣的處理方法，我認爲是不科學的，也不現實。所以這些不健康、不科學的做法，給練功者造成思想負擔。

第二節　晝夜時間與人體生理變化

為了使大家更好地學習和掌握養生與練功的規律，我們將結合每日二十四小時變化與人體生理變化的相互影響作用，向大家作一簡要的介紹。望能正確合理把握自己每天的工作，生活及練功活動時間：

一時，大多數人已睡了二至三小時，度過了睡眠的各個階段，進入易醒的淺睡階段，此時，對痛覺特別敏感。

二時，人體內除肝外，大部分器官工作節律極慢。肝利用這段安靜的時間加緊把一些有毒物質排出體外。

三時，全身休息，肌肉處於完全放鬆階段。此時人體的血壓低，脈搏和呼吸次數少。

四時，血壓更低，腦部的供血量極少，不少人在這個時期易患病，嚴重者易死亡。這個時期的人聽覺卻很靈，稍有響動就會醒。

五時，腎臟停止分泌。此時人們經歷了淺睡和深睡階段，如果起床，很快就會精神飽滿。

六時，血壓升高，心率加快。這時高血壓、冠心病患者，切不要做大的劇烈運動，只能是選擇靜功為主的功法進行鍛鍊。

七時，人體免疫功能特別強。因此，病毒或病菌不容易侵襲人體，而最有希望抵抗外界不良因素。

八時，人體肝內的有毒物質全部耗盡，此時要嚴禁飲酒，因為飲酒會給肝臟帶來很大負擔。

九時，精神活性很高，痛感降低，此時，心臟開足馬力工作。

十時，精力充沛，此時人體處於最佳練功狀態，是最好的工作時間。也是運用氣功治病的最佳時間。

十一時，心臟照樣努力工作，人體不易感到疲勞。

十二時，人體機體到了全身總動員的時刻，最好不要馬上吃午飯，而把它推遲一小時。或可飲用含營養的熱飲料。

十三時，人體肝臟休息，部份糖元進入血液，上半天的最佳工作時間即將過去，感到疲勞，需要休息。

十四時，這是一天二十四小時中第二個最低點，反應遲鈍。

十五時，人體器官最為敏感，特別是嗅覺和味覺，此時工作能力逐漸恢復。

十六時，血液中的糖分增加，我們有的醫師稱此為「飯後糖尿症」，但不會造成疾病，因為血內含糖會很快下降。

十七時，工作效率高，運動員的訓練量可以加倍。練功者也可增加練功時間等。

十八時，人體內的痛覺重新下降，神經活性降低。

十九時，人體內血壓增高，精神也不穩定，任何小事都會發生口角或吵架的現象。

二十時，人體體重最大，反應異常迅速，司機在此時駕車很少出車禍。

二十一時，人體內神經活動正常，記憶力也較強，此時學生最適宜背書，演員記台詞效果也較好。

二十二時，人體血液中充滿了白血球，每立方米白血球從五千增至八千到一•二萬，體溫下降。

二十三時，人體準備休息，繼續做恢復體內細胞的工作。

二十四時，一晝夜中的最後一點鐘，如二十二點就寢，現在該進入夢鄉了。

綜上所述，只有把四季經時與氣功科學地結合起來，長期修煉，就能使天地人合一，精、氣、神結合。這就是「法於陰陽和於術數」的修功之理，也就是把握好正確練功時節，合理地運用辨證練功的科學道理。此外，上面所介紹的練好(晨、午、晚、夜)氣功的四步曲，做為一個練功的基本原則，對於練功者，喜愛或適應哪一種功法，就選擇能適合於自己健身的功法進行鍛鍊。

第三章　把握和於術數

把握和於術數，是指練功者要掌握適合自己的各種正確的練功養生術。我國的養生與練功術，種類繁多，作用特點也不同，有步行與養生行功、吐納健身功、氣功八段錦、保健功、少林點穴功、少林外氣功、中華天元養生氣功、減肥健美功等。盡管名目繁多，總不外是通過動功與靜功相結合的鍛鍊方法，最終達到健體強身的目的。

古人早就認識到「生命在於運動」的健身長壽之理。《呂氏春秋》說：「流水不腐，戶樞不蠹。形氣亦然。形不動則精不流，精不流則氣鬱。」華佗更明確地談到：「人體欲得勞動，但不當使極耳。動搖則谷氣得消，血脈流通，病不得生，譬猶戶樞，終不朽也。」故此他又根據古導引法，模仿禽獸的動作特點編創「五禽戲」。孫思邈針對老年的特點提倡：「養性之道，常欲小勞，但莫大疲及強所不能堪耳。」元、明朝間活了一五〇多歲的冷謙說：「身體常欲小勞」，「食後曲身而坐必病」。《中外衛生要旨》也這樣強調：「勞心者，不可不勞手足。」

總之，古代人對「生命在於運動」都有較深刻的認識。

第一節　步行功與養生作用

步行功與養生，是指練功者「以意領氣隨步行，形體走動隨氣運」的步行健身療法。練步行功的悟性就在於：

學步行健身療法，行步前須知要明；
下山老虎要鬆身，老者起步練步行；
先須調節好全身，頭正頸直保平衡；
鬆肩鬆肘要鬆腕，腰髖膝踝要放鬆；
起步要輕著力穩，擺臂步行健身功。

此種健身法，古人稱之為：「安步當車」，就是指堅持走路。走路是最適合中老年人和一些慢性疾病患者鍛鍊的一種較為簡單，而且是很有效的健身方法。《內經》所說：「廣步於庭」，就是主張早起堅持多散步。歷代的養生家都不提倡跑步，但極力提倡多走路、多散步或做些力所能及的適度勞動，這些方法也很適合於中老年人的健身鍛鍊。

唐代名醫孫思邈也論述：「食畢當行走」，「行三里二里，及三百二百步為佳」，「令人能飲食無百病」。就是主張每天堅持能多步行，既能改善飲食，又能減少生病。

古往今來，曾有許多學者、偉人都以步行作為保健益壽的途徑。古人走路大多數是遊賞名山大川，既鍛鍊了體魄，又陶冶了性情，還觀賞了大自然風光。大詩人李白，平常喜愛步行運動。他在《廬山謠寄盧侍御虛舟》的詩文中寫道：「手持綠玉杖，朝別黃鶴樓。五岳尋仙不辭遠，一生好入名山游。」現在大多數人難以辦到。但堅持飯後和睡前步行百步，是人人可做到的。所以，至今仍有「飯後百步走，活到九十九」的說法。

㈠步行的健體強身作用

醫學界人士認為，人體在運動或行走時，身體大部分骨骼、肌肉、韌帶、神經和血管都參與了正常生理活動。因此，走路對人體的內臟、代謝、大腦都有良好的刺激作用。

1.促進內臟的間接按摩作用　人在步行時，心肌加強收縮，心輸出的血量增加，血流加快，以適應運動的需要，這對心臟是一種鍛鍊，從而起到了間接按摩作用。因此，可以預防中老年人的心力減弱，對預防和改善冠心病也有較好作用。用心電圖對兩組中老年人進行檢測分析結果：一組坐車上班，另一組步行上班（二十分鐘以上），發現步行組心電圖「缺血性異常」的發生率比坐車組少三分之一。故此得出結論說，走路是「強心的法寶」。經常堅持步行還能改善呼吸器官的功能。因為人體肌肉在運動時需要大量氧氣，呼吸就變得更深。所以，步行時，即使速度是緩慢的，肺的工作能力也比安靜時增加一倍。

2.加快新陳代謝的作用　經研究結果顯示，以每分鐘五十米的緩慢速度行走，新陳代謝的速度率增加百分之七十五至八十五；行走速度提高一倍時，新陳代謝的速率增加九倍。有些代謝性疾病如糖尿病（消渴），可通過堅持散步、走路而得到防治。據《諸病源候論》指出：防治消渴病需要「先行一百二十步，多者千步，然後食之」。王燾的《外台秘要》中也強調說「食畢須行步，令稍暢而坐臥」。有學者測定糖尿病患者經一天的徒步旅行後，血糖可降低六十毫克。還有減肥效果呢。如每天能步行四至五公里，就可消耗三百卡熱量，所以說對肥胖的中老年人，還可達到減肥的效果。這說明，堅持步行鍛鍊是調整代謝的天然「藥物」。勸君堅持長期步行健身法。

3.具有安神鎮靜的作用　輕鬆愉快的步行可以緩解神經肌肉的緊張而得到安神鎮靜的作用。美國學者懷特先生說：「運動是世界上最好的安定劑」，「輕快的步行可有疲倦感，如同其它形式的運動類似，是治療人們情緒緊張的一種理想的解毒藥，還可改善人們的一般健康。」有學者觀察了十名精神緊張型的中老年人，發現服用眠爾通（安眠藥）半小時後藥效才達高峰；而適當的放鬆性運動（包括輕鬆愉快的步行），卻在活動後即刻見效，效力維持時間較長，也無副作用。如果有精神緊張的中老人可以通過實踐來體會。

4.開發智慧的作用　步行可以逐漸使人的身體發熱，加速血液循環，有助於智力智慧的開發。加快人體的血液循環可以產生熱量，或提高人的思維能力。比如說，人們在遇到難解的問題時常常不停地走來走去，「急得團團轉」。有些難題竟在走來走去、團團轉中，突然靈機一動，思想就開了竅，難題就得到了解決。西方人也有類似的說法，「散步出智慧」成了他們的格言。德國大詩人歌德說過：「我最寶貴的思維及其最好的表達方式，都是當我在散步時出現的。」法國的大數學家潘卡爾正是在海邊散步時，腦子裡突然想通了一個有關不定三級二次型的難題。法國思想家盧梭先生談到，「散步能促進我的思想。我的身體必須不斷運動，腦力才會開動起來」。因此，對於那些長期從事科學研究的腦力工作者。應每天堅持步行三至六里，不僅有預防保健作用，還能提高工作效率。

(二)現介紹幾種具體的步行健身方法

1.現代步行法

①普通散步法　一般人用每分鐘六十至八十步，或每分鐘七十至九十步，每次三十至六十分鐘。常用於一般的保健鍛鍊。

②快速步行法　每小時步行五至六公里，每次三十至六十分鐘。常用於中老年人增強心臟收縮力和減輕體重。可分階段循序漸進地練習。第一階段：可以三十分鐘內步行二千至二千四百米（一療程為七至十天）；第二階段：可以四十分鐘內步行二千四百米至二千八百米（一療程為十天至十五天）；第三階段：可以五十分鐘內步行二千八百至三千米（一療程為十五天以上）。但步行時要注意，最高心率每分鐘不超過一二〇次。

③定量步行法　在國外一些大城市裡，都專門開設有健康健身活動基地或場所，稱為活動中心、活動室或活動俱樂部。在日本神戶的健康健身俱樂部，就專門開設針對中老年人出

步行運動處方

次　數	時　　間	三十歲以下	四十歲以上
初次	一分鐘三十秒以內	一〇〇步	一〇〇步
↓			
十八次	十分鐘以內	一一〇〇步	一〇〇〇步
↓			
二十三次	十二分鐘以內	一三五〇步	一二五〇步
↓			
三〇次	十五分鐘以內	一七〇〇步	一六〇〇步
↓			
三十七次	十八分鐘以內	二〇五〇步	一九五〇步
↓			

註：每隔三日，一次增加五十步，每次運動三十至六十分鐘。

現發胖和高血壓等心血管疾病而制定的運動處方：

總之，按上述的健身運動處方，以每次消耗三百至五百卡的熱量為標準，三個月步行運動為一療程。運動強度以脈搏跳動次數為尺度。三十歲以上者每分鐘一三〇次為標準；四十歲以上者每分鐘一二〇次；六十歲以上者每分鐘一一〇次。這是基本數據，實際則可按每個人的特點作適當合理調整。據有人體驗認為，對減少腹壁脂肪墊和降低血壓、增進身體的輕鬆愉快感，及提高聽力有相當好的療效。

2.傳統步行法　是指我國中醫傳統的防病治病的保健方法。

①擺臂散步法　步行時兩臂輕鬆而緩慢用力向前後擺動，有幫助肩帶和胸廓的活動，適用於有呼吸系統的慢性病，以改善心肺功能。

②摩腹散步法（或扣腹散步法）　據《內

功圖說》中的「腹功」論述「兩手摩腹移行百步除食滯」。此法在擺臂散步法基礎上，做摩腹或扣拍打腹部的練習方法。常用於消化不艮和胃腸道方面的慢性疾病。現代醫學也認為，對於輕鬆的散步及摩腹、拍擊等方法可促進胃液的分泌和胃的排空，幫助改善消化不艮。

綜上所述，步行法既然經科學研究及人們的認真實踐，證實它確有治病健身益壽的功效。但是，大家在鍛鍊時，必須注意因人（年齡、性別）、因疾病、因環境等而異，合理選擇較為有效的運動項目，才能達到健身的目的。

第二節　應用氣功的分類及特點

我國氣功門派林立，衆家各異，氣功分類方法故也繁多，主要根據氣功的源流，練功的方法、練功的形式、練功的內容、練功的目的及各自特點等劃分。

㈠以氣功源流分類及特點

1.醫家功　它與中醫理論緊密相關，對人體內之經絡、臟腑、氣化反應觀察較為細膩。其作用特點是在於延年益壽、強身祛病。探索人體生命奧秘，是中醫學的基礎與精華。周天功中的經脈通周即屬此類。

2.道家功　與中醫理論相關，主張「修心煉性」。其作用特點在於「保性全真，長生久視」，還提倡「還丹內斂」，以探求人體生命奧秘及與大自然的緊密相連。周天功中的丹道周天即屬此類。

3.儒家功 著重於心性的陶冶、鍛鍊。其作用特點是在於提倡以「存心養性」為主，並在日常生活中砥礪意志、下心誠意、養浩然之氣，以求「豁然貫通」。

4.佛家功 著重於以虛天為宗旨，主張明心見性。其作用特點在於「斷惑證真」、「妙契佛性」。在探討生命奧秘方面不如醫、道兩家透徹。「六妙明門，止觀」等均屬此類。

(二)以氣功的性質分類及特點

1.性功 性——指心性，神意運動，壇經中有「心為地，性為王，王居心地上」之說。古代養生家認為：性功指修練神、魂、志、靈、靜、定。性功的作用特點是強調從練神入手，集中意志的鍛鍊。首先從練上丹田開始或不過分強調意守，順其自然。此法多用於健腦、醒目、放鬆及消除疲勞。

2.命功 命指腎精以及身軀有形之物。古代養生家認為：命功指修煉氣、血、精、筋、骨、皮等。命功的作用特點強調從練精入手，開始多守下丹田（如周天功或內丹功），歷經聚津生精、練精化氣、練氣化神等過程。此法有強健身體之效。

3.性命雙修功 指練功時的高級階段。有先修命功，後修性功以完成性命雙修者。用現代科學觀點分析，性與命是人體生命活動的兩個互相聯繫、相互依存的方面，二者不能截然分開，只是各家練功方法有所不同。其作用特點是強調意與氣同用，意帶形動，氣隨意行，意、氣、形統一，即「性命雙修」，以達到治病健身，開發智慧之目的。

㈢以練功形體分類及特點

按練功體態分臥、坐、站、行四種基本傳統練功方法。

1.臥功　練功時呈臥式，有仰臥、側臥之分。此法的作用特點是啟動體內真氣，功法和緩，適於年老、體弱或行動不便者。氣機發動後，可使周身如通暖流，全身輕鬆，消除疾病及疲勞。臥功只作為睡前、醒後的基礎練功方法。

2.坐功　練功時呈坐式，有垂腿坐（坐在椅、凳上）、盤膝坐（盤膝坐又分自然盤膝——散盤、單盤——足抵會陰部，一足置於另一大腿根部、雙盤——雙足分別壓於兩腿上，俗稱「五心朝天坐」）和跪坐（兩腿跪下，臂部坐在兩腿與足上，還可將臂部坐下後仰）幾種練功方法。此法是練周天搬運法的重要步驟之一，其作用特點是在於發動人體內真氣而不外放，打通經絡乃至觀察內景（指人體內的經絡、臟腑的氣化現象）。它不僅是祛病延年的重要方法，而且是探索氣功奧妙的重要實踐內容。

3.站功　練功時呈站式，又稱為站樁。站樁方法較多，歷代各家方法不同，歸結起來為：少林馬步（其中分大馬步、中馬步、小馬步。大馬步練法為：兩腿足分開距離約兩肩寬，上體正直，腰直，膝部不過足趾尖。中馬步練法為：兩腿足分開距離約一肩半寬，其他要求同大馬步練法。小馬步練法為：兩腿足部分開距離約同肩寬，其他要求同大馬步練法。）、自由式站樁、三圓式站樁、意拳站樁、梅花樁等。總之，站樁功，是歷代氣功、武術家非常重視的重要方法。站功的作用特點是對增力、壯體、發動真氣、提高身體健康素質效果明顯，宜於各類人員練功時選用。

4.行功 指採用步行的方法練功，此法係武術中的某些步法脫胎演繹而來，如太極、八卦、少林及下五禽戲的熊形步等。行功的作用特點是動作簡短、易學、易練，有和暢氣血，疏通經絡的作用，常用於慢性病人的鍛鍊。

㈣以練功性質分類及特點

1.靜功 指練功時身體不動或內氣發動後引起人體內觸動的現象，如練習站、坐、臥功等。其主要作用特點是以靜功方法，達到啟動人體內氣的目的。

2.動功 指練功時採用各種動作，遵循「內練一口氣，外練筋骨皮」的練功宗旨。其作用特點以達到壯骨強筋，神氣合一的目的。此法可用於強身健體，或用於武術中的技擊鍛鍊，如太極拳、八卦拳等。

3.動靜兼練 指練功時採用動功與靜功相結合的鍛鍊方法。如外丹功、內丹功、少林易筋經、鶴翔樁、形神樁等。其作用特點是鍛鍊筋骨皮，修煉內氣，達到神、氣、形統一的目的。

㈤以練功作用分類及特點

1.武術氣功　此係武術，技擊中的功夫，如：掌臂開石、力托千斤、腹頂鋼叉等各種特殊功夫。一般人慎練此功。其作用特點是以柔克剛，剛中有柔。

2.醫療氣功　此係養生、防治疾病的鍛鍊方法，有內氣功與外氣功之分。內氣功是以增強人體健康，起自身的養生作用，強調自我鍛鍊的方法。外氣功有治病強身作用，強調用氣功外氣（或信息能量）與氣功點穴結合起來為患者治病的方法。

㈥以現代科學觀點分類及特點

1.自我保健功　指自我鍛鍊的氣功保健方法。氣功是防病治病，維持人體生命活動的一種好方法。氣功的「氣」具有非常豐富的內涵。一般指真元之氣、元氣、正氣、精氣等。這種「氣」是人體生命活動的一種「動力」。自我保健功是一種整體性修練方法，是主動性的自動調整過程。其作用特點是對人體起著「自我修復」、「自我調整」、「自我控制」的作用。因此，它起著防治疾病、保健強身、延緩衰老、延年益壽的作用。內丹功、外丹功、行功等屬此類。

2.強身氣功　指以強壯身體為主的功法，如少林樁功、外丹功、內丹功、點穴功等。此功的作用特點是滋補真氣，使臟腑、經絡、皮肉、筋骨的真氣充沛、渲暢通達，從而增強人體抵抗能力。這是氣功醫師必須掌握的練功方法。

3.智力開發功 指使人體智力不斷開發，提高人體智力水平的練功方法，如內丹功、周天功等。其練功作用特點是提高和激發人體異於常人的智能（或特異功能），氣功醫師可運氣發功點通百會（或囟門穴），以增強腦部的功能。作者曾用氣功外氣點穴方法，治療智力差及腦功能發育不全的患者二百多例，總有效率達百分之八十以上。智力、記憶力與語言功能、步態功能等都有提高。如患童丁××，女，十歲。腦功能發育差，主症：治療前，記憶力差，行走步態不穩、語言不清。通過作者行氣功點穴及氣功導引治療兩週，上述主要症狀改善。半年隨訪結果，丁××的學習成績在班內名列前茅。

第四章　把握飲食有節

飲食有節就是現在講的飲食科學。「節」的含義有三：一是節制飲食，即不偏食、不嗜食、不多食；二是節律飲食，指飲食要定時定量；三是節忌飲食，指要禁忌人體內不需要的、不衛生的飲食。

從古到今，練功者對調整飲食是極其重視的。飲食要合理調節，按時定量就餐。五味適合不偏，合理的膳食是養生的重要原則。作為練功者還必須按時起居，早不貪睡，晚不耗神，把練、養、用結合起來。做到練之不停，用之不過，養是關鍵，使功力日有所進，月有所變。並且要在練功實踐中，領悟到適合自身的調養，滋補精氣神的實踐道理。

第一節　營養食譜與練功

在我國兩千多年前，黃帝《內經》就為人們設計了一套合理的食譜，如：「五谷為養，五果為助，五畜為益，五菜為充，氣味合而服之，以補精益氣。」這套食譜有主食、副食，而且闡明了各自的營養作用。五谷指稻、麥、薯、小米之類，為主食，含豐富的碳水化合物

（糖），為人體提供了必須的熱量和能量。五果、五畜、五菜為副食。五果，是指各種水果；五菜指各種蔬菜，為人體提供多種維生素、纖維素及微量元素。這些在新陳代謝，生命活動中也是必不可少的。五畜，指豬、牛、羊、雞之類。為人體提供必須的蛋白質、脂肪和各種氨基酸。蛋白質是構成人體組織細胞的主要原料，脂肪也能提供熱量，氨基酸更是新陳代謝所必需的物質。

總之，黃帝《內經》中所提供的這個營養食譜，各種食品齊全，且主次配合合理，人體生命活動所需要的各種營養物質都有。所以說是一張科學的，又富有豐富營養性的食譜。如果能正確地運用這一個傳統營養療法，並與我們現代人的生活和練功結合起來，對養生與長壽是大有裨益的。

㈠**主食合理與練功**，當人進入中老年時，其體內的基礎代謝、物質代謝都比較低。由於體力活動少，消耗的熱量也少，這是正常變化的自然代謝規律。因此，在飲食選擇上，就要合理地控制主食量，對含熱量高的膳食，如米麵、糖類等應當減少其攝取量。此外，要適當控制自己的體重。在選擇練氣功方面，應該以練靜功為主，也可根據個人體質狀況，配合練習慢步行功等。

㈡**蛋白質與練功**，在中老年人的代謝過程裡，其特點是體內以分解為主。因此，更需要大量豐富的蛋白質去補充組織蛋白的消耗。所以中老年人的飲食選擇安排，要適當補充蛋白質飲食。其每日供給量，可按每公斤體重一——一•五克計算。補充時注意不能過多，否則會增加消化器官和腎臟的負擔，或使體內膽固醇合成增多。在膳食選擇時，每日攝取蛋白質最好百分之五十是來自豆類、牛奶、蛋、魚等。在練功方面，可選擇靜坐、臥功、行功、吐納健身功等。以運動量小，能補充消耗的能量為原則。

㈢合理攝脂與練功，中老年人要合理食用脂肪，因為脂肪在中老年人體內直接進入「脂庫」的不多。它不是最易使人胖的物質。如果人體內攝取過少，也不利於脂溶性維生素的吸收。當然對豬油、牛油，不易吃得過多。練功者，每天食二十五至三十克植物油即可。它的目的是為活躍膽囊功能，有助於膽汁分泌加快，防止膽道疾病和膽固醇引起的動脈硬化症，中老年人以練靜養功、吐納健身功、慢步行功為宜。以促進體內正常物質代謝。

㈣多吃蔬菜與練功，凡練功者都應該多吃蔬菜，其作用為：①蔬菜能刺激胰腺，胃液的分泌，能幫助蛋白質、脂肪的消化吸收。②蔬菜中有豐富的纖維素，它可加強胃腸的蠕動，防止消化道腫瘤，特別是直腸癌的發生。③大量吃蔬菜可以減少主食，防止肥胖和糖尿病。④蔬菜含有豐富的心肌活動必不可少的鉀鹽，蔬菜中的果膠可以幫助機體排除多餘的膽固醇。⑤蔬菜中豐富的維生素C對防治心血管疾病以及癌症都大有好處。⑥為預防硬化症；中老年練功者日常需多選擇如下海產品，如海帶、髮菜、海參、烏賊、蝦等。因為它們含有豐富的碘，能防止硬化症。還含有類似肝磷脂的物質，能防止血栓的形成，可預防血栓、心肌梗塞等垂危病症。⑦蝦、芝麻醬還富有鈣，中老年人骨骼易脫鈣，易患骨質疏鬆症和骨折等。適當合理食用這些東西就可補充鈣的不足。

第二節　少食與練功

㈠、合理用餐，有助健身

合理適量飲食有利於人體健康長壽。黃帝《內經》說：「飲食自倍，腸胃乃傷」，就是不主張吃得過飽。明代敖英在《東谷贅言》中明確指出：「多食之人有五患：一者大便數，二者小便數，三者擾睡眠，四者身重不堪修養，五者多患食不化。」因而主張少食勿過飽，並認為少食有利於長壽。

現代醫學研究認為，對於經常飽食，會引起下列不同病症：

①長期飽食，會使胃腸的負擔加重，消化液的分泌供不應求，導致消化不良；②每餐過飽會使血液過多集中在腸胃，而導致心、腦等重要器官缺血，以至精神困乏；③冠心病患者還易導致心絞痛發作；④長期飽食，攝入量超過身體的需要，就會變成脂肪貯存體內過多而肥胖起來；⑤人一旦發胖，高血壓、冠心病、糖尿病等就會隨之而來；⑥可誘發膽囊炎、膽石症；⑦據有的學者研究認為，連續長期飽食，會使人未老先衰，折損壽命。

因此，我們主張科學安排，合理進食，切不要過飽。

(二)、不同疾病要因病辨證練功

以上介紹的不同病症在飲食練功方面應有不同的選擇。①胃腸疾病，如消化不良、胃腸炎、胃潰瘍等。可採用飲食後練一五至三十分鐘慢步行功，或平常堅持練習靜養功等。以改善胃腸血液循環，有助於消化吸收能力的改善。②高血壓病，可選擇清淡的素食，選擇靜養功、鬆靜功進行鍛鍊。以幫助調節全身機理、降低血壓。③糖尿病，必須限制糖類食物，選擇素食或清淡飲食，同時要定食定量。可選練靜養功、行功、鬆靜功、吐納健身功等，以調節人體內糖代謝降低血糖。

第三節　素食與練功

(一)、素食的健身祛病意義

從我國歷代和現代長壽老人的經驗來看，採取「素食為主」對防老益壽是很重要的。

素食為主，一般是以吃蔬菜、豆類食品為主。其作用是，這些素食不僅能提供身體必須的糖類、蛋白質、脂肪和礦物質，而且比動物食物含有更豐富的維生素。如綠葉蔬菜和瓜果中的維生素C，具有預防動脈硬化、提高人體的抵抗力，還可以防治腫瘤。平常多吃蔬菜又可以保持老人大便通暢。老人如果長期便秘，又是導致腸癌的重要誘因。因此，「素食為主」對延年益壽有極為重要的意義。

㈡、素食既能健身，又能祛病

黃帝《內經》說：「膏粱厚味，足生大疔」，就是指吃大量的肥厚甜膩的食物，易引起癰疽毒瘍等疾病。

據《醫學心悟》中明確提出：「莫嗜膏粱，淡食為最。」淡食即素食。「素食為主」是人類長壽的秘訣之一。對於患有高血壓、冠心病、高血脂症、動脈硬化的中老年人，應注意以吃素為主。

目前，國內外醫學界一致認為現代引起老年人死亡最常見的原因，仍然是心血管疾病。因為，這些疾病的發生與血中膽固醇關係極為密切。而血中膽固醇的濃度又與飲食中膽固醇的含量有直接關係。一些動物脂肪、腦髓、豬皮、內臟、蛋黃中膽固醇含量較多，多食則無益。其發病機理在於，人大量食用上述含膽固醇高的物質，引起膽固醇在人體血管壁上大量的沈積，致使血管壁彈性下降和管腔狹窄，引起動脈硬化、高血壓等心血管疾病的發生。所以上面這些食物宜盡量少吃，尤其不能經常吃。

對於腦力勞動者，吃動物類食物則越少越好。但對於長期從事體力勞動的中老年人，由於熱量消耗得多，則應合理多吃為好。

(三)、合理素食與練功

從練氣功方面來要求，合理素食與練功應該辨證運用。比如高血壓、冠心病患者，應該強調以素食、清淡為主。同時可選擇靜養功、鬆靜功進行鍛鍊。對於運動員或運動量大的體力勞動者，素食就不夠補充消耗的熱量。因此，以素食為主要因人因病、因體質、因工作性質而合理選擇。只有這樣才有利於健康長壽。

第四節　三餐與練功

(一)、合理三餐的意義

每日三餐是我國人民傳統的飲食習慣。那麼，從健身治病方面來探討，每日定時定量三餐，是符合人體生理正常代謝所需要的。它對人們的工作和生活以及適應自然環境，有一定的意義。

(二)、合理三餐與健身作用

採用合理的每日三餐，是有一定科學道理的，也符合人體生理和工作的需要。但在三餐飲食和定量上要因人因工作特點來決定。拿城市裡工作的大部分人來分析，據我們了解，依據工作時間與休息時間，採用早上少、中午草、晚上好的就餐方式。其原因是，人們早上都忙於上班，大多數人隨便吃點，少部分人甚至不吃，那麼工作一上午就疲勞了。到中午時也就草草吃點午飯，抓緊午休。晚上下班後時間也比較充裕，好飯菜就猛吃一頓。

這樣就不是科學用餐了。上午工作是繁忙而緊張的，如果早晨不充分攝取營養，就不能滿足工作時所需的能量，也很容易引起低血糖。嚴重者未到下班時間就出現心慌、頭昏、冒汗等低血糖的症狀。早晨吃得少，營養及熱量供應不足，人就顯得沒有精神，注意力不集中。上午工作二、三小時就感到疲倦，所以必須午睡。

為了忙於午休，中午用餐時就狠吞虎嚥，這樣長期下去，就會增加胃的負擔而引起腸胃疾病。而且常常會出現嚴重的食後困倦症。

有學者做過有趣的驗證，兩組人每天只吃一餐，食品相同。一組是在早晨七點進食；另一組則在晚上五點半進食。其結果是，早晨進食者的體重逐漸下降，而晚上進食者體重則不斷上升。由此可見，採用早餐合理多吃既滿足了工作時需要的能量，又不會使人發胖。晚上吃得太飽太好，致使血中胰島素上升到高峰，易形成血脂轉化成脂肪貯存於腹壁之下，引起腹部發胖。此外，由於晚間血脂量猛然升高，加上睡著時人的血流速度明顯減低，因此大量血脂容易沈積在血管壁上形成動脈硬化，引起高血壓、冠心病等疾患。

嚴重冠心病患者晚餐過多吃油膩肥甘食物。容易在睡眠中突發心肌梗塞而致死亡。所以有些學者和練功者認為：「早吃飽，午吃好，晚吃少，人不老。」這也是一些長壽老人的經驗。現代營養與醫學家研究認為，每日三餐正確合理分配的原則是：

①早餐佔全日量的百分之三十五至四十，而且要保證質量。常選擇牛奶、豆漿、蛋糕一類食品。

②午餐佔百分之四十至四十五。

③晚餐占百分之二十至二十五，要求晚餐以清淡飲食為主。

(三)、合理飲食與練功

飲食合理，平常養成定量、定時的飲食習慣，是一種很好的健身妙法。故有「食能以時，身必無疾」之說。上面所述的飲食上的定量與定時，與人類健康有著極其重要的關係，與練功也有著很重要的內在聯繫。如果飲食合理，將有利於氣功鍛鍊。凡練功者都有此體會。一個練功者，如在有飢餓感時練功，就不但不能入靜，更不能很快地使體內血脈溝通。那麼，我們要求在練功時，尤其是冬天，更應該先喝熱飲料，如牛奶、豆漿、麥乳精等含熱能量的物質。另外，太飢餓或飲後太飽都不能練功，都將影響練功效果。因空腹體內無產熱之物，功效慢；太飽，胃腸需要暫時休息一至二小時，不宜練功。

(四)、少量多餐與治病

近年來在美國及其他國家裡，正在興起一種「羊吃草用餐法」。許多美國人已放棄了與家人一起用餐的習慣，像羊吃草一樣，這裡吃一點，那裡吃一點，每日吃五至六次，多者達十次以上。

這種用餐法使他們節省了大量時間，對此，有關營養與醫學家認為，只要掌握得當，這種用餐法符合「少量多餐」的原則，有利於食物的消化吸收，對人的腦力和體力活動均有良好的影響，對心血管病也有防治作用。它也適應於胃腸潰瘍疾病，或胃部手術後的病人。

第五節　飲酒與練功

㈠、飲酒的健身意義

酒在我國歷史悠久，黃帝《內經》中有《湯液醪醴論》專門談酒，元朝忽思慧的《飲膳正要》中對酒之利害和功用有詳盡論述。我國古代醫論對酒的利害概括為「酒味甘辛，大熱有毒，主行藥熱，殺百邪，通血脈，厚腸胃，消憂愁，少飲為佳。多飲傷神折壽，易人本性，其毒甚也。飲酒過度，喪生之源」。現代醫家與練功家卻認為，酒少飲有益，可通利血脈，活動筋骨；多飲則有害。

酒是一種富有魅力的飲料。人類自有文化以來，酒就與人們的生活結下了不解之緣。酒對身體的利弊關係，總的說來是少量有益於健身，過量易傷害身體。國外研究者也認為，少量飲酒確可消化液分泌增多，促進食慾，對心腦也有幫助，且有消除疲勞的作用。特別是喝果子酒是避免心臟病發作的最好辦法。這是英國醫學研究委員會考察了十八個西方國家後得出的結論。喜愛喝果子酒的意大利和法國人的心臟病的死亡率最低。而芬蘭、英國人喝果子酒少，心臟病的死亡率就高。因為各種果子酒都含有芳香族化合物和其他微量元素，對心臟起著保護作用。

我們通過探討認為，少量飲酒可以提神助功；平時少量飲酒，具有暖腸胃、禦風寒、通經絡、活氣血、增加食慾的作用。同時，現代科學研究還證明，啤酒中含有麥芽糖、葡萄糖、少量氨基酸和B族維生素等。啤酒中的酒花，味微苦，有健胃消食、清熱利濕、抗細菌和病毒的作用。啤酒中的二氧化碳喝進胃裡以後，在排出體外時，能將體內的一部分熱帶出來，使人有涼爽的感覺。葡萄酒中也含有多種維生素和其他營養物質，特別是含有豐富的維生素12，適量飲用，有補血的作用。少量飲酒還有助於安眠。在氣功鍛鍊中，配合少量飲酒，對強身有好處，可增加功力，改善體內的血液循環。

(二)、酒對身體損害

酒的主要成分是酒精，化學名稱叫乙醇。它是一種原生質毒物。對機體有損害：

1.損害臟器

首先損害人的口腔、胃、腸粘膜。長期嗜酒，會造成慢性酒精中毒。胃腸粘膜受刺激，便會形成慢性炎症，影響消化功能，從而會引起營養缺乏病，並誘發胰腺炎、胃和十二指腸潰瘍。嚴重時損害肝臟，造成肝臟內脂肪變性而逐漸形成肝硬化。酒精可使心臟和血管發生病變，使心肌功能減弱，血管硬化而形成高血壓。酒精對肺也有損害，長期嗜酒會降低呼吸道的防病能力，容易患氣管炎、肺結核。據調查，嗜酒者患肺結核的人較不飲酒者高。

2.損害神經組織

長期過度飲酒，能引起神經衰弱，智力遲鈍，記憶力減退，視力模糊，嚴重者工作能力下降。引起上述不良反應的因素，是因為酒中除了酒精外還含有甲醇、雜醇油、醛類等雜質，這些雜質含量雖然很少，但毒性比酒精大，代謝過程又比酒精慢。

3.酒精能致癌和致畸形

據調查，有許多癌症與飲酒有關，例如喉癌、食道癌、胃癌和肝癌等，嗜酒的人比不喝酒的人得癌的機會多。夫妻酒醉後同房，一旦受孕，可能使胎兒畸形，或胎兒出生後智力遲鈍。懷孕期間，孕婦過量飲酒，將會影響胎兒生長發育，使新生兒發育不良、智力低下，甚至白痴。

總之，酒精中毒，對人體危害極大。嚴重者會麻痺呼吸、循環中樞，使呼吸、心跳停止。古今中外，因飲酒過量而造成死亡的事例，屢見不鮮。因此飲酒對健康害多利少，所以一定要適可而止。作為練氣功者來說，也應該是少量飲酒，以促進血液循環。

㈢、少飲酒與練功

作為練氣功強身祛病者，更應該強調要因人、因病情、因功法，合理少量飲酒，以幫助促進體內血液循環和增加練功的功力。但是，我們還必須認識和注意到：1.對於有心臟病、肝臟病、腎臟病、胃潰瘍、肥胖症及其他有關疾病病者，應嚴格禁酒，否則影響練氣功的效果。2.不會飲酒者，練氣功時，不要故意去飲酒。3.對老年練功者，必須嚴格限制少飲酒。4.會飲酒者，夏季最好不要飲烈性酒。

總之，對於飲酒要合理安排，適當約束，才能以利健身，倍增功力。

第六節　營養補品與練功

㈠、營養補品之說

用食物營養補品來防治疾病，在我國起源很早。《周禮》就記載有「食醫」科。唐代孟詵專門搜集營養食品治病的經驗，並寫成《食療本草》。陳士𫊸在此基礎上發展飲食療法，編著《食性本草》。元代皇家廚師忽思慧的《飲膳正要》除研究食物療法、烹調技術外，還論述了養生與飲食及飲食衛生等問題。後世的有關醫藥著作也常涉及到飲食營養問題。尤其對中老年人平時練功與保健更強調食補的重要。所以金元名醫張從正指出：「養生當論食補，治病當考藥攻」，甚至還強調：以「藥補不如食補」的原則。並論述了「五谷、五菜、五果、五畜皆為補養之物」。

從營養學觀點分析，這種論述是正確的。只要把普通食品按營養成分合理調配，就會成為很好的營養補品，才能有利於養生益壽。

㈡、營養與補品性能

這個問題應從兩個方面介紹，那就是闡述什麼是營養，補品又有什麼性能（也就是補品的性質和功能）。「營養」這個詞雖然早已被人們日常生活所用，但是，大家對它的確切含義未必都能正確地理解。

首先解釋字意。大家知道，「營」在漢字裡是謀求的意思；「養」是養身或養生的意思。那麼，將兩個字組合成一個詞應當是「謀求養生」的意思。確切地說，應當是「用食物（或食物中有益成分）謀求養生」。雖然，我們通常把營養當作食物裡的營養素（指食物中能夠被人體所消化吸收和利用的營養物質）含量多少和質量的好壞來使用，例如說某種食品「有無營養」，或者某種食品「富於營養」。但是，比較準確的含義，營養是機體攝取、消化、吸收和利用食物中的養料以維持生命活動的全過程。而營養是一種作用，不宜簡單地理解為營養物質。對此，我國營養學家周啟源教授經過多年的科學研究，給營養下了一個既完整、確切又科學的定義是：「生物或生物從外界（指動物的食料，植物的肥料）吸取適量有益的物質和避免吸取有害的物質以謀求養生，這種行為或作用稱為營養。」

關於營養補品，就目前中醫中藥方面的營養補品作用分析，民間往往認為只有那些具有特別滋補作用或稀罕昂貴的物品，如燕窩、魚翅、海參、銀耳、阿膠、人參、鹿茸、黃芪等。因此，有許多人甚至把自身健康長壽寄托在這些價格昂貴的補品上。

其實燕窩含蛋白質雖然達百分之五十左右，但卻是不完全蛋白質。再如魚翅，含蛋白質高達百分之八十三以上，但缺少色氨酸，也是一種不完全蛋白質。它們的營養價值並不像人們所想像的那麼高。這一類物品，其實是不完全的補品物質。

在上述價格昂貴的物品中，確實有些具有特殊的功用，例如阿膠具有生血作用，含蛋白質在百分之九十三以上，其中賴氨酸又很多，可以與穀類發生互補作用，從而提高膳食中蛋白質的利用率。所以在補血上確實是一種很有價值的物品。又如海參，含蛋白質很高，達百分之六十一點六，脂肪則很低，僅為百分之〇點九，而且不含膽固醇；另有鐵、鋇、釩等微量元素都很豐富。釩是人體必需微量元素之一，與脂肪代謝有關。身體缺釩，血脂會升高。

由於海參不含膽固醇，脂肪含量又很低，釩又能降血脂，故此，是高血脂症和冠心病患者理想的營養食品之一。近年來發現海參內臟可以治療癲癇、胃及十二指腸潰瘍和小兒痳痺。國產的刺參、梅花參還可以治療腎虛、便秘、結核、再生障礙性貧血等疾病。近年來有關方面研究認為，海參中含有大量粘蛋白，其中包括硫酸軟骨素。硫酸軟骨素的減少與肌肉早衰有關。所以，一般認為吃海參有延緩衰老的功效。據有關方面研究發現，從海參中提取的一種物質，叫「海參素」，有抑制某些癌細胞生長作用，總之，對那些價格昂貴的物品，確係寶貴的補品，應當研究挖掘它們的營養作用和藥理作用，根據實際需要合理攝取。

㈢、辨證食補與練功

現根據中老年練功者的體質特點和食物的性味，闡述食物營養補充與氣功療法的相互關係。

1. **陰虛怕熱病者**：宜適當選擇吃芝麻、龜、鱉（團魚）、淡菜、海參、黑木耳、銀耳、梨、廣柑、番茄、胡蘿蔔、慈姑、藕、菱、梅子、百合、豇豆、竹筍、豬瘦肉、牛奶等。可選擇以練補氣、強身退熱功為主。如內靜功、吐納健身功、鬆靜功等功法進行鍛鍊。

2. **陽虛怕冷病者**：宜適當選擇吃牛肉、羊肉、狗肉、鹿肉、大棗、荔枝、韭菜、油菜、芥菜、南瓜、蘑菇、大豆、蠶豆、蠶蛹、姜、牛奶等。可選擇以練補充陽氣，強身祛濁氣為主的功法。如氣功八錦段、少林五形功、強身功等。

3. **體虛消瘦病者**：宜適當多吃牛奶、雞蛋、雞湯、大棗、淮山、魚類等。若陰虛消瘦者，其食補方法同陰虛怕熱病者。若陽虛消瘦者，其食補方法同陽虛怕冷病者。若陰陽都虛者，上述兩種病症的食補方法合理調配進行。鹿茸粉蒸雞蛋陽虛和陰陽兩虛的消瘦者都可採用，但必須防止血壓增高，故不宜長期服用。

此外，對於陰陽氣血不虛，身體壯實者，可合理調理飲食。可選擇練靜養功、強身功、外丹功、內丹功等功法。此功法具有改善體質，平衡人體內的陰陽協調的作用。

4.痰濕、肥胖病者：宜適當選擇吃白蘿蔔、芹菜、香菜、菠菜、莧菜、小白菜、青菜、冬瓜等，多吃綠葉蔬菜，減少米、麵主食，少吃或不吃酒、肉、糖等。可選擇練健美功、少林點穴功、氣功八段錦等功法。具有調理脾胃，袪病瀉濕的作用。

以上是用中醫的理論闡述食物營養與治療疾病及與氣功的關係，西醫對此也有相同的理論和方法。西醫療法雖與中醫療法有諸多不同之處，但就病理方面而言，其基本原則是一致的。下面，我們再用西醫對不同疾病所需的營養食物向大家介紹一下：

①貧血，對於中老年練功者即使不貧血，因循環機能較差，血中應有較多的血紅蛋白，而鐵是血紅蛋白的重要組成部分。所以平常應多吃肝、腎、雞蛋、綠葉蔬菜、菠菜、番茄、胡蘿蔔、海帶、木耳、桃子、李子等。這些食物含鐵、鈣、動物蛋白及豐富的維生素。但若膽固醇高的中老年人，各種動物內臟、蛋黃又不宜吃。

②心臟病或腎臟病引起的水腫，常由於利尿而導致缺鉀，可選擇多吃含鉀的食物，如杏子、桃子、菱、蘑菇、淮山、鮮藕、百合、芋頭、冬筍、番茄、豇豆、豌豆、黃瓜等；含鈉量高的食物如冬菜、芥菜、榨菜、蕹菜、麵條、豆豉、鹹蛋等。

③冠心病、高血壓、高血脂症、動脈硬化、膽囊炎、糖尿病等，忌吃含膽固醇、脂肪多的食物，如動物脂肪、動物內臟、蛋黃、乳類。再如含高糖量類的食物如蜂蜜、果醬、糖等

。可多飲綠茶。綠茶具有祛脂的作用。亦可多吃芹菜、蘿蔔、小白菜、洋蔥、大蒜、山楂等，這些食物具有降血脂的作用。洋蔥、山楂還有降血糖的作用。

④肝炎、甲狀腺機能亢進、營養不良，宜多吃豬肝、瘦肉、雞蛋、牛奶、粗糧、新鮮蔬菜、水果等。另有含糖高的食物，如薯類、藕、慈菇等。

⑤老年人患骨質疏鬆症較多，宜補充鈣，多食牛奶、豆漿、海帶、花菜、豆類、蝦、莧菜、芥菜等。

第七節　合理飲食與減肥健美

順應時節、合理飲食、生活要有規律，是練好氣功，使人健康長壽的根本。只有通過各種正確的方法鍛鍊，才能實現健壯健美的願望。

㈠、健　身

正確掌握合理的飲食與運用氣功或其他方法進行減肥鍛鍊，是增強人的體質，提高抗病能力，達到健康長壽的根本。

㈡、健　美

人體通過鍛鍊後身體健康了，體質強壯了，才能達到健美。如果人體不靠長期鍛鍊，或只靠長期服用補藥去強身健美，是不能夠達到減肥強身與健美目的的。那種提倡禁食練功，或以練氣功代替飲食，想短時間很快達到減肥目的的理論是不科學的。

我認為，①這種方法不符合人體內正常生理代謝狀態；②功夫不能靠一朝一夕就能練出來的；③肥胖體質也不能夠在短時間（幾天內），將體內的大量存積的脂肪耗損掉；④如果有人幾天不吃飯或限制飲食，短時間內雖可以通過飢餓而達到減肥。但是常言道：「人是鐵，飯是鋼，一頓不吃心裡慌。」長時間限制進食，可能導致體內生理代謝不足，引起其他疾病。如糖尿病、高血壓、冠心病等疾病，應把科學的練功與配合適量的藥物，飲食治療結合起來，方能達到一個滿意的效果。

據美國《現代醫學》雜誌上報導，節食減肥會帶來膽結石症，節食愈久，危險性愈大。他們曾對五十一例節食四周的人進行調查，其中有四例患了膽結石症。節食八周及八周以上的患病率更高，達到百分之二十五。這些被調查者，在節食前都沒有患過膽結石。因此，這一調查所顯示的結果，應引起廣大節食減肥者的關注。減肥節食最好的方法，還是積極投入各種體育活動，以運動方式去減少體內的脂肪。

㈢、方　法

一個合格的授功與練功者都必須具有高度的責任感、高尚道德、精益求精的醫術、科學正確合理的健身方法，通過練功後能達到自我調節、自我控制的能力。為此，我們將介紹以下減肥健身方法。

1.**明確意義**。首先要明確長期鍛鍊才是減肥健美的唯一方法。各種不同練功方法，其目的是以消除體內的脂肪，增加腹肌鍛鍊的效果。

2.**減肥妙方**。要記住，減肥不要急於求成，體重有減有增。所以，有練有減，不練必增，減肥最終成功的人，都是努力不懈直至找到一種正確的適合自己的有效減肥妙方。

3.**實事求是**。一些人希望把體重減輕到不可能的程度，這注定要失敗。比較聰明的、現實的、科學的辦法是，開始時慢慢來，使體重穩定地逐步減輕，例如每周減〇•二五至三公斤。

4.**不要節食**。一般減肥最成功的人都不節食，而只是改變飲食習慣，戒吃脂肪、甜品和零食。安排要科學合理。

5.**不要戒餐**。每日吃三餐的人，比不吃正餐的人多消耗百分之十的熱量，因為人每次進餐時，其體內的新陳代謝率會加速。此外，有胃腸潰瘍或手術病人要根據病情處理。

6.**不要單一**。指進餐時不要挑單一菜飯大吃一頓。

7.**不挑零食**。指不要多吃零食，要選擇食用適量的不加糖的玉米、米粉餅、蔬菜、水果。

8.**不要多糖**。不要吃含大量糖分和脂肪的食品。

9.少吃脂肪。一克脂肪所含的熱量，雙倍於一克蛋的質或一克碳水化合物。脂肪食物所含的熱量，比蛋白質和碳水化合物所含的熱量更可能貯存在人體而成為脂肪。例如全脂牛奶、巧克力、奶油小甜餅、油炸食品和牛排等。

10.多吃澱粉。指多吃澱粉類食物。複合碳水化合物只含有少量脂肪、糖和熱量，是控制體重的好食物。應該在膳食中增加馬鈴薯、大米、麵和玉米等複合碳水化合物。

11.不要挨餓。如果你故意讓自己挨餓，你的身體可能有三種反應：積存水分，新陳代謝減慢，容易因受不住誘惑而大吃一頓。

12.飲食要慢。常言道，吃飯時「要細嚼慢嚥」，以此享受每一口食物的味道，也有助於消化吸收。所以想減肥者就要永遠做最遲吃完飯的人。

13.喜食限量。指喜歡吃的食品也得適當限量。

14.要多走路。平常要走樓梯而不坐電梯。乘公共汽車時，不妨故意提前兩站下車，走一段路也是很好的鍛鍊。

15.生命靠動。一切生命在於靠運動鍛鍊。人類的健康、強壯、健美與長壽的最好訣竅就是生命在於運動。作為減肥健身方法的妙法也於此，一切體重減輕之後最能保持體重不回升的人，是那些經常堅持體育鍛鍊或其他練功的人。

第五章　把握起居有常

把握起居有常，就是指人體生命活動需要作息制度合理，及有一定的生活規律，才有助於身體健康，能起到延年益壽的作用，稱為把握起居有常。現就如何把握這一健身規律，合理作息與練功等有關問題作以下論述。

第一節　合理作息與練功

練功養生者，必須適應季節變化，合理安排作息時間，做到「起居有常」。古人練功養生對此極為重視，並認為起居作息與健康長壽有著密切的關係。如《管子》一書中明確指出：「起居不時，飲食不節，寒暑不適，則形累而壽命損。」這裡強調指出，如果不及時正確把握起居有常，就不能適應寒熱，既有害於身體健康，也不能延長壽命。

據《內經》中指出：春季「夜臥早起，廣步於庭」；夏季「夜臥早起，無厭於日」；秋季「早臥早起，與雞俱興」；冬季「早臥晚起，必待日光」。這是前人根據季節變化制定與其相適應的作息制度，對練功與養生有著很重要的指導意義。所以，練功時必須有規律地生活、合理作息。人們每天按時休息、定時起床，或練功者每天堅持早、中（午）、晚練功，按其四季變化及作息要求，再結合有選擇的氣功功法，持之以恆，必有成效。

比如，春季，早練動功，晚練靜功；夏季，早練靜功，晚練靜功，或配合靜鬆功；秋季，早練動功，晚練靜功或動靜結合；冬季，早練動功，晚練靜功或動靜功結合；這只是作為一般選功原則，對初練功者，要選擇適應於自己的有效功法。

第二節　規律生活與練功

規律生活與練功，就是指人體在大腦的中樞神經系統支配下，將一切生活（包括衣、食、住、行）與練氣功有規律地結合起來進行。現代醫學研究認為，健康長壽同規律生活有很重要的關係，前面在定義中已強調過，規律生活，也是在中樞神經系統的支配下形成的。

那麼，練氣功，也是進一步調節人體大腦的協調平衡功能。只因有了這種節律性的作用，才保證了人體內的心跳、呼吸等生命活動的持久性。如果失去這個節律性，人的健康甚至生命都很危險。

人體正常的生理條件反射也將起著重要的養生與保健作用。以腸胃為例分析，如果每天都定時進餐，就餐時間就會在大腦形成一個很好的條件反射。每天一到那個時刻，腸胃就自然做好準備。食物一進入胃腸，胃腸內的消化酶、消化液就適量分泌，腸胃也有節律地及時增加蠕動，食物得到充分地消化吸收。當這個消化吸收過程的方式完成，胃就得到充分休息了。如果進食沒有適當的規律，想什麼時候吃就什麼時候吃，結果腸胃工作也就沒有規律。長期下去，必然生病。如有少數患者由於長期工作職業的關係，在飲食與睡眠上無規律，時間久了，就會造成神經衰弱或胃腸功能紊亂等，也容易導致胃潰瘍及長期失眠等病症。所以必須要調理飲食並改善睡眠狀態。具體方法，首要的是要調節大腦皮層的中樞神經系統的功能。生活上要有規律，選擇適合自己的靜養功、強身功或保健功等堅持鍛鍊。一般練功三至六個月後，就能見到明顯效果。如具備醫療條件，可請氣功醫師配合氣功點穴、按摩導引治療，以加快和鞏固治療效果。

現代生物醫學研究認為，人體生命活動本身就很有規律，而且與時間有關。如當前世界上興起的「生物鐘」學說、時間生物學等。美國哈佛大學、哈佛斯大學以及某些醫院，通過科學研究已證實人腦內生物時鐘的位置。科學家從新鮮的人腦組織解剖的標本中發現，視交叉上頜區是生物鐘結構組織的唯一存在部位。它受腦部松果體分泌的一種名叫酶類吐檸的激素所支配。生物時鐘隱藏在腦內神經部，與眼睛相聯繫，估計這是生物鐘受明暗周期變化的影響，而有規律地運行的關鍵。而松果體能定時產生酶類吐檸，這種激素是支配視交叉上頜區域，能使人們的起床、入睡、鍛鍊、工作、散步、洗漱、排便等活動形成一定的規律。

因此，現代生活中的中老年人，要想健康長壽都必須以「起居有常」為準則，真正做到：每天「日出而作（指工作或鍛鍊），日入而息（指晚餐後就休息）」，年年如此，習以為常。這就有益於人體的健康長壽。此外，還必須克服少數人每天像趕集那樣忙亂，急迫而緊張的狀態。我們認為，中老年人要提倡生活應像古式擺鐘的齒輪轉動那樣有節律，那樣的從容、那樣的緩慢、那樣的逍遙自在。

總之，作為練功者要想將自身融匯到氣功態中去，就要做到：「靜心閉目思花景，綠林山秀如春風，雲海彩虹照丹心，功夫必煉能長生」。或者按照唐代名醫孫思邈《千金要方》中有關養生練功論述的那樣：「徐徐定心，作禪現之法，閉目存思，想見空中太和元氣，如紫雲成蓋，五色分明，下入毛際，漸漸入頂，如雨初晴，雲入山，透皮入肉，至骨至腦，漸漸入腹中，四肢五臟皆受其潤，如水滲入地。若徹，則覺腹中有聲，汩汩然，意專思存，不得外緣。斯須，即覺元氣達於氣海。須臾，則自達於湧泉。」這一精辟論點是對練功養生者的鍛鍊心神、鍛鍊形體、鍛鍊意念及氣達於氣海或湧泉等氣功鍛鍊的最基本要求。也是現代人總結的練功三要素，即「調心、調形、調息」（心指心、神、意；形指身形、姿勢；息指呼吸、靜呼吸、腹式呼吸）。

雖然前人沒有很明確地指出調息要求，但我認為，做為一個練功的實踐者，從事醫療氣功的治療者，研究氣功治病的探索者，都不難領悟練功中的腹式呼吸，是起著培育丹田氣和強身健體的作用。大家都知道，作為中國古老文化遺產的健身術——氣功。從它的健身作用上有獨到之處，從它的健身鍛鍊方法上有其特定方式和要求。從方法和特點上，它體現了具有中國傳統保健療法的特色。

第六章　把握不妄作勞

把握不妄作勞，就是指練功養生者必須具備高尚的道德與修養，把修心與養性，修理與練功結合起來。做到節制房勞、勞逸結合，用腦適度。

第一節　道德與修養

道德修養，就是指練功者的道德情操的修養。唐代名醫孫思邈就很重視道德修養，在《養性序》中指出：「古養性者，不但餌藥食，其在兼於百行，百行周備，雖絕藥餌足以遐年。德行不克，縱服玉液金丹未能延壽。……」嵇康曰：「養生有五難：名利不去為一難；喜怒不除為二難；聲色不去為三難；滋味不絕為四難；神慮精散為五難。五者必存，雖心希難志，口誦至言，咀嚼英華，呼吸太陽，不能不回其操，不夭其年也。五者無於胸中，則信順日躋，道德日全，不祈善而有福，不求壽而自延，此養生之大旨也。」

總之，道德修養是練功與養生的重要方面。道德修養好有利於身心健康、延年益壽。現在重視和提倡的「五講」、「四美」，就是古今人們道德修養的具體內容，也是中華民族文明的優良傳統。善於練功養生者，就必須首先注重道德修養，具備高尚的道德情操，才能達到身心健康。所以，練功與道德修養具有極為密切的關係。

第二節　修心與養性

中醫觀點認為，心神統氣血，氣血壯筋骨，一個人的氣血旺盛，身體就強壯。傷心養性從幾方面意義來看：(1)生活環境與練功環境，這是練功的基礎，它直接影響練功者的心神。凡練功者必須從實際出發，選擇適合自己的生活習慣和環境，選擇空氣新鮮、流通、無汚染、無噪音的安靜場地，選擇通情達理、語言相合、心情平穩的練功伙伴。(2)生活興趣與功法的興趣，這是練功的核心。凡練功者必須對一種功法有很高的興趣，用適合自己的身體或病情的功法練功，練功的決心就大，就能持之以恆，同時也有助於提高練功效果。(3)社會環境與人際關係，正確處理好這一關係是練功者的重要一環。首先要對家庭、社會及親朋好友進行友好的交往，情投意合，心情就歡暢、爽快，否則就會發怒、生氣。一氣一怒就會傷心、傷肝、傷氣、傷神、傷血。要遇事不怒，就要求修心養性，寬胸安神，調整好適合心神的正常氣氛。通過練好氣功，使心平氣和，就會得到處事與練功的雙豐收。氣功靠長期修煉，人的情緒也要靠經常調理，方能使性情溫和，精足神旺。

人要修心養性祛病，健身延年益壽，必須遵循以下三個原則：①在不同環境中，練功者都不要計較個人的得失。做到與人、與名、與利不爭。②要多做一些對國家，對社會，對人民有利的好事，要一生勤奮求知，把自己的知識獻給國家，獻給事業。③要胸懷寬廣，情緒穩定，潛心修煉。要順乎社會的發展和前進。

第三節　悟理與練功

悟理，指修煉講科學道理作為練功指導思想。在這「大千世界，萬物橫生」的世界裡，做為氣功健身這一國粹之精華，將為人類健康帶來幸福之光。我們中華兒女，炎黃子孫，白衣使者，歡迎一切有志之士，一道來為振興我國傳統文化，弘揚中華氣功，大家都要科學地講氣功，科學地練氣功，科學地研究氣功。要認真地繼承，發揚和挖掘我國傳統的保健療法——氣功。

氣功鍛鍊具有健身強體，延年益壽的作用。但是，要想達到此目的，首先要領悟到「內煉精氣神」，「外煉筋骨皮」的效法。我們主張必須通過長期的氣功鍛鍊，方能實現其目的和領悟到內煉與外煉的效法。而且在練功時須專一，即選擇一種適合自己的功法專門進行鍛鍊。千萬不要今天練這種功，明天又練那種功，或同時練多種功法。少數人對功法學得多，書看得多，聽授課也多，所以很容易造成腦子裡混亂。

近年來我們醫院氣功門診接待許多例因練功後出現異常反應及精神分裂症者。對此，我們通過臨床實踐認為，凡練氣功者，如患更年期綜合症、精神分裂症、精神病、神經病、憂鬱症等不能控制自己的人，都要慎重練氣功，或選擇其它的體育健身療法。總之，我們主張要博採衆長，融貫自身，只有堅持練功得法才能見其效。練功是關鍵，練就能強身，練就能祛病，練就能延年，練就能健康長壽，使您真正領悟到練氣功的科學道理。

第四節　節制與房勞

節制與房勞，指練功養生者要合理控制房勞，以練功強腎精，勿消耗腎精。歷代練功養生家都非常重視強調戒色慾，節制房勞。因為腎精是人生命之根本。腎精傷必然影響壽命。據《內經》所言「以妄為常，醉以入房，以慾竭其精」，是造成早老早衰的重要原因。

現代醫學研究認為，過度的性生活對人體來說是一種嚴重的消耗。男方除了排泄生殖細胞外，雙方還要相應地分泌大量的腺液和多種激素，這些物質在人體內的「造價之高」，消耗以後對人體影響之大，遠遠超過等量的血液。每次同房射精的精液是精子、前列腺液、性激素等的混合液。精子和性激素是睪丸產生的。過頻的射精，必然增加睪丸的負擔，可因「反饋作用」抑制腦垂體前葉的分泌，導致睪丸萎縮。睪丸萎縮會加速衰老的來臨。

有學者曾作過動物實驗，將動物的睪丸摘除，動物便很快老化。過頻的射精還大量丟失前列腺素。前列腺素是人體細胞功能的局部調節者，發揮著很重要的生物活性和生理作用。

前列腺素不足，會造成人體內的心血管系統、呼吸系統、神經系統，以及胃腸道等正常機能發生病理變化而加速衰老。

精液中還含有大量的鋅，鋅是構成人體多種蛋白質所不可缺少的，而蛋白質則又是構成人體組織的重要物質。因此，過度頻繁性交射精，會使體內失去大量與性命相關的重要元素。故此，中國醫學認為「房勞傷腎」，會導致夭折是有一定的科學依據的。

對於中老年人更要節制房勞。金元名醫朱丹溪提出老年當絕育。本來中老年人腎精就虧少了，「再縱慾貪歡」，腎精耗竭，則促其衰亡。不少疾病的發生都與房勞過度有關。

現代醫學研究認為，性生活過度，會導致內分泌失調，免疫防病抗能減退，引起人體抗病能力減弱，腫瘤的發病率增高。將導致機體代謝功能紊亂，從而加速體內細胞衰老。因此，人們要想健康長壽，切不可常「縱慾貪歡」，一定要節制性生活。堅持氣功鍛鍊能增強腎功能，可選擇吐納健身功、氣功八段錦、少林椿功等。腎氣不足者，還可配合以補腎氣的中藥，同時堅持練氣功，可達到很好的效果。

第五節　勞逸與適度

勞逸與適度，指練功養生者要科學地、正確合理地安排好勞動與靜養的關係。古代養生家因受道家「清靜無為」思想影響較深，過分強調「逸」的一面，主張多「靜養」。過勞妄行固然影響健康，但過逸對身體也會造成危害。

孫思邈指出：「養性之道，莫久行，久立，久坐，久臥，久視，久聽；蓋以久視傷血，久臥傷氣，久立傷骨，久坐傷肉，久行傷筋也。」因而主張「不欲其勞，不欲其逸」。根據這種養生原則，在練功時一定要掌握好練功的火候問題，不管是練站、坐、臥、行功或動功等，都要注意合理掌握，勿練傷，達到保元氣、健身體的作用。中老年人適當參加力所能及的體力勞動，有利於健身。

第六節　修心與善德

修心與善德，指練功養生者必須注意加強心神修煉與立功立德修煉的結合。如求得長壽，還必須做到：

㈠、修心善德，做有高尚思想，善良助人為樂的人

練武者要講尚武精神，武德至上。練功者更要講修心善德造福人類。行醫者，要治病救人，要待病人為親人，要服務態度、技術質量、醫德醫風至上。

㈡、要真心實意，傳真功授正法

無保留地把秘訣，練功火候傳給學功之人。使學功之人學有所得，修功應得正法，不致誤入迷門。

㈢、要耐心授氣功，勿急於求成

每一招，每一式都學會弄懂，對症授功，方見成效。要特別注意以下三方面：①每個人的個體氣質不同，得氣顯效也有差異，得氣快的要加深求穩，得氣慢的要凝神悟丹（丹田），對兩者都要析因求源，耐心正確指導。②要使練功者懂得練功不能求快，欲速則不達。③指導者更不要急於求成。

總之，在授功時要求穩中求穩，細心磨練，只有苦心修煉，方能成功。

㈣、要關心病人，了解病情

首先要明確診斷，及時調查分析病因，了解掌握病人的病情變化。要根據病人、病情而選擇適應的功法進行鍛鍊。要隨時隨地幫助練功者調節練功要領，最終使其得法，練功見成效，不走彎路，防止出現偏差。

㈤、要熱心解答疑難問題

氣功鍛鍊具有強身健體的功能，但它不能包治百病。對練氣功治病中出現一些難題如何解決呢？我們認為，首先要誠懇接受學員們的意見，要盡量熱心解答，盡量滿足學員們的要求，不要去傷害學員們練功的心情。

第七節　用腦與防老

人的大腦組織從中年就開始退化。年老者腦組織細胞萎縮更為嚴重。所以，多練功及其他體育活動，可促進腦組織細胞的再生，防止腦萎縮。同時經常堅持多用腦，也是防衰老的一項有效措施。大腦是生命活動的高級中樞，大腦不萎縮，人體各器官系統的生理功能就可保持協調和正常進行。故此，歷來有不少腦力勞動者能獲得長壽。

唐代名醫孫思邈百歲時還著作≪千金翼方≫，近代的著名畫家齊白石活了九十七歲，我國新人口理論的創立者馬寅初教授也活了近百歲。

㈠、年齡與腦組織變化

現代醫學研究證實「常用腦，可防老」。據日本學者松澤大樹教授在仙台日本放射學會上發表的研究報告，認為一個人經常用腦，不但不會加速衰老，而且有防腦退化的功能。為進一步證實腦組織與不同年齡的變化，松澤教授曾對二一〇名各種年齡和職業的人的腦組織進行X光斷層攝影後分析，有不同年齡期的區別：

①無變化期：從青年到成年（四十歲以下），腦組織基本上沒有變化。②腦萎縮期（四十歲以後），腦組織開始縮小。③腦空洞期（七十歲左右的老人），腦組織部分空洞日益增加，腦中空洞部分體積比二十歲左右的青年多二倍半。④智衰期（又稱混合期），就是指腦萎縮與空洞部分逐漸增多，引起人的腦智力日益衰退，最嚴重時可導致痴呆狀態，即老年性痴呆症。此外，從照片顯示，一個人的腦萎縮首先從顳葉和額葉開始，然後發展至整個腦組織。而枕葉卻基本上不萎縮。

通過上面科學研究及總結使人們認識到，不同年齡的人，都要常用腦，多動腦，只有這樣才能使腦萎縮慢，空洞體積小。常用腦可防老，尤其可預防老年性痴呆症。

(二)、學者與長壽

在十六世紀後，歐美四百個傑出科學家平均壽命為六十六至六十七歲，壽命最長的則是那些勤用腦的發明家、科學家，他們的平均年齡為七十九歲，電的「發明大王」愛迪生一生中約有二〇〇〇項發明，他活了八十四歲。其他的長壽科學家有伽利略七十八歲，達爾文七十三歲，牛頓八十五歲，愛因斯坦七十六歲，富蘭克林八十四歲，巴甫洛夫八十六歲，米丘林八十歲，福克雷一一四歲，羅素九十八歲，這說明勤動腦者能長壽。因此，老年人也不要放棄學習。國內外都有老人大學。

縱觀歷史，古今中外年高好學而卓有成效者不勝枚舉。恩格斯年近七十歲還重新學習兩門外語。我國歷史上著名的明君賢相大多老而好學，知識淵博。像三國時期的曹操，年老而勤學，史書上記載：「御軍三十餘年，手不捨書，晝則講武策，夜則思經傳。」上述說明勤學用腦不僅不影響長壽，反而會促進身心健康。老年學習不斷，更增加健康長壽。

總之，我們認為，練功者合理科學用腦有利於練功活動。

第八節　修德與正氣

修德與正氣，指練功者必須遵守練功道德，樹立正氣；所以練功時功長、氣正、氣順、氣足、氣滿、精氣神旺。按行話說，這叫做練功得法了（或練功得道了）。也就是說有了法，可以修道（指練功的意思）。不管是得法也好，得道也好，若不按法之循，照道之修，則是法道不容（也就是說做為一個練功者來說，如既不遵循功法，也不去認真鍛鍊，再妙的功法，你如果不好自鍛鍊，也是收不到效果），將導致氣功消功散（指不練功則無功氣自消散）。總之，要想把握修德與樹正氣，就要明白前面的意思，遵守下面的五要：

㈠、要正路，不貪財

對功法門人應該選正路，而不圖財路，特別是貪不義之財，是功法門人守德之禁戒。不義之財，即以功盜財，以功騙財，以功詐財，以功發財，最後把傳功悟道作為發財之路。這些又與現實社會公德所不容。

(二)、要心潔，不好色

練功以靜心守身，養氣固精是功法門人的本色。有好淫色稱為功德敗壞。所以，要求練功人不貪色，有所節制。

(三)、要少酒，通經絡

練功者少量飲酒有通經活絡，調神解疲勞，有助功生效之作用。如果過度酗酒，就會誤功而傷身耗氣，影響練功效果。

(四)、要正果，不好鬥

修功之人莫有好鬥之心。好鬥之人往往不能安分守己，惹事生非，所以，練功修道之人，宜修心養性歸正果。

(五)、要正直，不受禮

為人要正直，為師要表帥，傳功頌德，切勿誘導學生送拜師禮或祝壽禮等。

第七章　把握心情樂觀

把握心情樂觀，就是指練功養生者堅持練功及其他運動。平時注意少發怒、少生氣、胸懷寬廣、情緒樂觀。因為自然規律是人人都要老。大家都要關心老人的健康和生活，積極幫助他們多用腦、多鍛鍊。

據《內經》中指出：古人養生認為：「內無思想之患，以恬愉為務」，「志閑而少慾，心安而不懼」，即胸懷開朗，性情樂觀，去掉私慾，不怕威脅等。能做到這些就可以「度百歲而動作不衰」。如果平時悲哀憂愁、喜怒無常，就會「生乃不固」，影響健康。

第一節　情緒因素與健康

很多不良的情緒因素可影響氣功鍛鍊。因為練氣功本身就要心情舒暢、情緒樂觀，方能有助於氣功鍛鍊，所以，凡行功者必須以心情樂觀為榮。只有情緒穩定、胸懷開朗、心身合一，才能練功長功，不會偏離。否者影響練功效果，有時還會出偏差。因為情緒因素可影響人體健康。如人體常有喜怒無常時，而傷心傷肝，按《醫鈔類編》中指出：「養心在凝神，神凝則氣聚，氣聚則形全。若日逐擾憂煩，神不守舍，則易於衰老。」所以，凝神斂思，專心致志，乃是保持清靜的重要方法。

「寡言語以養氣，寡思慮以養神，寡嗜欲以養精。精生氣，氣生神，神自靈也。是故精絕則氣絕，氣絕則命絕也。是故精氣神，人身之三寶也。」希望練功養生者，要清靜，少思慮、少嗜欲、養其精、氣、神也。平時勿喜怒無常，應心情樂觀，這有利於健康和練功。

黃帝《內經》中就有關人體過激的情緒，而直接影響機體健康的論述：「怒傷肝，喜傷心，思傷脾，憂傷肺，恐傷腎」，「百病生於氣也，怒則氣上，喜則氣緩，悲則氣消，恐則氣下，驚則氣亂，思則氣結」。這裡中心意思是說明精神因素既影響生理功能，又引起內臟實質性的損害。

中醫則把精神因素歸結為「七情」，即喜、怒、憂、思、悲、恐、驚。七情為心所主，七情過激就會傷心神。心神是主宰全身的，心神一傷，就會導致全身臟器受損害而致病。因此《內經》中又強調：「心者，五臟六腑之主也……，故悲哀憂愁則心動，心動則五臟六腑皆搖。」總之，從練功與養生方面的需要，則必須合理調節七情，穩定人的情緒，才能達到功成而有健身的效果。

第二節　精神因素與疾病

現代醫學認為，大腦（中醫指的是心神）是人體的高級神經中樞，它支配與調節人體機能的一切活動。精神過度刺激而引起神經系統的功能紊亂，因此，也將導致神經系統對其他器官的支配與調節的機能發生障礙，這也是很多疾病發生或發展的主要原因。

㈠可誘發疾病

精神因素除了可誘發某些人的精神疾病外，還可誘發高血壓、潰瘍病、甲狀腺機能亢進症。精神因素在這些疾病的病因中占主要的地位；目前對人類威脅較大的一些疾病，如冠心病、腦血管疾病等發生發展與精神因素都有一定的內在聯繫。

㈡對慢性病的影響

目前研究認為，精神因素幾乎對所有慢性疾病的發展都有較大影響。

㈢導致癌症的發展

現在一致認為癌症發生與病情惡化，是和精神因素有很密切的關係。十八世紀英國的一位醫師曾對二五〇名癌症病人進行調查，發現在癌症發病之前，曾受過精神刺激的竟占三分之二。

㈣動物實驗證實

在動物實驗中用條件反射法使小鼠的中樞神經過度緊張以致紊亂，可以促進用化學致癌物誘發的實驗性腫瘤生長。在有神經官能症的動物身上，實驗性腫瘤不但發生得早和多，而且也生長得快。

㈤情緒悲傷致癌因素

據國外學者調查了一千四百對雙方均是癌症患者的夫妻。證明其中一方因患癌症而引起的悲傷過度，導致另一方患上癌症。

㈥影響臨床治療

在臨床綜合治療中可以看到，由於病人的個性和情緒常常影響多種疾病的治療和康復。如有少數患者在患病前就情緒不暢，發病後更加重了思想負擔和顧慮。在接受一些治療時就有過多的懷疑和恐懼，這樣的患者病情往往很快惡化。又如，我們在治療中，還發現有些病人當他不知道自己患癌症時，一切生活與工作都照常，一旦說他患了癌症，就馬上臥床不起，甚至失去生活及治療信心，而且影響治療效果。相反，那些性格頑強，抱著樂觀情緒，能較好地配合中西醫及氣功治療的病人，即使病情已進入晚期，也常能獲得意料不到的療效。

所以，在治療癌症及一些疑難病方面，我們實踐認為：

①做為醫者，要具有很高的醫德醫術素質。在給患者進行調查與分析，解釋病情時，要運用現代醫學知識、醫學心理及科學方法。

②不能隨意給病人談論所謂「絕症」的定義，這樣一旦讓病人知道後就造成思想負擔，甚至失去治療的信心。

③作為病人，也要有一個起碼的要求，必須要有一個戰勝疾病的決心和信心。如果患者自身的文化修養高、情緒穩定、性格開朗等，這樣的治療效果也最佳。

④在疾病的治療上，任何一種病都有它的綜合治療方法。我們歷來主張採用整體與局部，個體與特殊及綜合治療方法，對於一些疑難病症或精神因素引起的疾病，要採取科學的、合理的保護性治療的方法。

(七)致癌的精神因素

大多數學者認為：長期過度的精神刺激可導致大腦皮層興奮抑制失調，人體機能活動失去平衡，抵禦癌症的免疫系統削弱，體內某些細胞由於失去了免疫系統的監視而惡性增長，而且導致了癌症的發生。所以，國內外一致認為，對癌症採用綜合治療方法，也要配合心理治療。精神樂觀的人就是患了癌症也可獲得長壽。

美國加利福尼亞州有個叫曼莉的女士，她生於一八七六年，曾在一九一八年至一九六八年的五十年中，先後做過四次癌症手術，一九七八年她還高興地度過了自己一〇二歲的生日。

㈧有病則治

人難免不生點病，有了病就要既來之，則安之。著名養生家蘇東坡曾指出：「因病得閒殊不惡，安心是藥更無方。」《壽世青編•善心說》也主張：「未來事不可先迎，遇事不可過憂，既往事不可留住，聽其自來，任其自去，忿懥恐懼，好樂憂患，皆得其正（即均不能侵犯），此養之法也。」

所以，要正確對待疾病和煩惱，可以安心養神。當今也有不少學者就是借養病的機會，靜下來總結經驗，寫回憶錄。由於思想集中在事業上，竟意外地使一些慢性病自然而癒。

綜上所述，大家知道，精神因素嚴重影響人體健康長壽。歷代學者都很注重要求人們心情樂觀、胸懷開朗。那麼，我們採用一種合理的鍛鍊方法，去排除人體精神因素引起的負擔。我們強調通過自身的各種鍛鍊，同時主張經過正確合理的氣功鍛鍊，對治療和消除精神緊張效果很好。

作為練好氣功，也必須重視調理心神的要求，對於一個練功者來說，如心神靜不下來，練功時的意與息也難以調理，所以說，練功強調心神鬆靜的目的，是要求達到自身的調節、自身控制、自身修復等。這樣才有助於消除人體內不良的精神因素。

第三節　情緒樂觀與長壽

情緒樂觀與長壽，指練功者必須經常調理情緒，心情樂觀。《素問・上古天真論》曰：「內無思想之患，以恬愉為務」。恬愉，指樂觀愉快，知足者能常樂。常言道：「喜悅者常康健」，「笑一笑，十年少」，「笑可驅逐死神，請來活神」。但是，精神恬愉有賴於思想健康，個人主義往往是憂傷煩惱的根源。所以，大家要時刻想到，人與自然、社會共生存。就要心情舒暢，每天過好日子，像孟子所說：「養心莫善於寡欲。」龔延賢也強調：「謙和辭讓，敬人持己，可以延年。」這是前人通過人與自然，人與社會實踐，人與生存鬥爭總結的養生長壽經驗。從而使我們也認識到，人類生命在自然生長和運動，人體生命科學是推動自然生存的具大潛力。因為，人是創造物質和推動社會前進的動力。是社會變革和不斷發展的主力軍。那麼，我們從醫學觀點認識，人只能通過生存與運動而達到長壽，也不可能求得長生。對此，據美國的一位名叫韋德勒的醫生在《天天都過好日子》一書中用大量事實證明，人體的每一塊肌肉，都會受到情緒影響。惡劣而緊張的情緒會造成消化管道的痙攣、頭痛、呼吸加速、皮膚炎，甚至造成冠狀動脈閉塞，或嚴重者導致腦血管破裂而死。

這位先生最後還強調，人體內最有助於健康的力量，是良好的情緒。因而為了培養良好的情緒，人們要做到，「天天都過好日子」，保持情緒樂觀，才能健康長壽。

第八章　把握治病與防病

把握治病與防病，指的是預防為主的治病方針。如《內經》中指出：治未病（指藥物防老），是中醫與練功養生的一貫主張，即預防為主的意思。歷代的養生家都很重視預防疾病，並且提倡以各種傳統健身方法進行鍛鍊，以達到健身防病效果。

第一節　衰老與疾病

健康人的衰老，常常與疾病有關。也有學者認為：「衰老本身就是一種病。」由於疾病而加速了衰老，促進了死亡，真正「無疾而終」的人是幾乎沒有的。所以預防疾病的發生是防老的最好辦法，而防止衰老又是延年益壽的關鍵。

前面介紹的把握法於陰陽等八個方面的練功養生與長壽法則，就是預防疾病、防止衰老、延年益壽。古代帝王將相多少人追求長生不老的「仙丹」「神藥」，但都沒有一個長生不老的。「靈丹妙藥」也是沒有的。

但是延緩衰老，延年益壽，使人類活到正常壽命限（百歲以上），則是完全可能的。但是，據前邊所介紹的國內外長壽者的狀況來看，得出一個經驗，就是「生命在於運動」。同時要遵循養生與長壽八大法則。

第二節　補藥與練功養氣

我國傳統醫學與現代醫學都認識到，人的「衰老本質」是腎氣虛，及人體內T細胞功能低下和免疫功能失調所致。都屬於導致衰老的主要原因。在藥補的治療原則上是以扶正補腎氣，提高免疫功能，便可起到抗老延壽的作用。

在循季節用藥與練功方面，春名天精，指春季多練氣功，配補天精，以保養體內精氣神。夏名枸杞，指夏季練功時，配補枸杞，以保全腎氣。秋名地骨，指秋季練功時，配補地骨以多練筋骨皮，強筋壯骨。冬名仙人杖（亦名西王母杖），指冬季練功時，配補仙人杖，以強內氣（元氣）。

總之，要求春、夏、秋、冬每日四時練功、採藥，久練能與天地齊壽，能延年益壽，以鼓勵練功養生者堅持鍛鍊。

第三節　常用補藥的作用

近年來國內外從現代免疫學角度研究了具有抗老功效的常用中藥補藥的藥理作用。證實確能提高免疫力、調整免疫平衡，因而有抗衰老作用。此類藥物多係為補氣、補血、補腎之品，尤以補腎氣的藥物為多。

㈠常用補藥

人參、黨參、白術、黃芪、靈芝、茯苓、山藥、黃精、枸杞、地黃、玉竹、首烏、肉桂、絲子、槐實、鹿茸、紫河車等（一般用法用量加減請按醫囑）。

㈡增強免疫力

據國外許多學者研究認為，人參能提高人腦力和體力勞動的效率，減少疲勞，延長壽命。經過實驗證明，人參能延長人的羊膜細胞之生命周期，推遲羊膜細胞的退行性變，具有防止細胞衰老的功效。國內學者研究證實，人參能增加機體免疫球蛋白的含量，從而增強網狀內皮系統吞噬功能，促進健康人淋巴細胞轉化。

前蘇聯學者研究一種「適應原」的調節劑，用於增強機體的適應性，改善紊亂狀況，使之趨於正常（該調節劑由人參、刺五加、五味子製成）。目前，我國已將刺五加製成各種酒劑、丸劑暢銷國內外。以上實驗證實，刺五加與人參佔用，能提高機體免疫作用。

㈢增強腎氣功能

某醫學院附屬第二醫院曾用細胞免疫反應篩選「免疫激發型」中草藥，證實鹿茸、淫羊藿、菟絲子、附片、胎盤、巴戟天、蓯蓉等中藥具有補腎陽，增強腎虛患者的T淋巴細胞比值，又可促進健康人淋巴細胞轉化。又有補腎陰藥枸杞子、山茱萸、五味子、桑寄生、桑葉、桑椹、黃精等都具有促進健康人淋巴細胞轉化的作用。

據《壽世保元》中指出：桑葉為主的扶桑至寶丹，謂「久服不已，自登上壽」，這都說明桑葉具有抗衰老的功效。

㈣解毒與活血功能

常用補血藥當歸、首烏、阿膠、雞血藤等，清熱解毒，活血化淤的中藥製劑有白花蛇舌草、川芎、魚腥草、蝮蛇等。對人體細胞免疫均有促進作用。如日本研製的抗衰老中藥水劑「Y、K、G」的主要成分為淫羊藿、人參、山茱萸、蓯蓉、蝮蛇酊等。

㈤類似皮質激素的作用

人體的免疫功能主是靠垂體──腎上腺皮質系統起調節作用。如人參葉、甘草、附子、首烏、黃芪、玉竹等，具有促進腎上腺皮質系統的作用。又如黨參、黃精等中藥，還具有相反的作用，那就是用藥時劑量不同有關係，有的藥如補腎類藥可刺激垂體——腎上腺皮質系統而又可調節免疫功能等。

綜上所述，以上介紹的有關調節免疫功能抗衰老，調節免疫平衡，防治心血管、腫瘤等老年性疾病。

①強腎陽補藥如附子、肉桂、淫羊藿、鎖陽、菟絲子等。可使低下的DNA合成率提高到正常水平；

②滋腎陰補藥有麥冬、生地、元參、鱉甲等，可使亢進的DNA合成率降低；

③生脈散有人參、五味子、麥冬等。可使心肌的DNA合成率提高；人參還可促進睪丸細胞和骨髓細胞的DNA合成等，具有調整人體代謝的作用。

下篇　養生練功療法

本篇將以圖文並解為主詳細介紹養生與練功的具體方法。少林點穴治病強身功，少林五形導引功，證婚人功法是以防病治病、強身健美，延年益壽為目的。此外，還將介紹古今中外有關養生療法的知識精粹，以供讀者選用。

第一章 少林點穴治病強身功

少林點穴治病強身功，簡稱氣功點穴功，是採用中華武術與中華氣功，或外丹功與內丹功相結合練法的實踐總結。也是作者青少年時期受師之傳秘法。根據練功要領、練功作用及適應症編組而成的。我們在臨床實踐中體會到，氣功點穴功法動作簡單，容易掌握、收效快。運動量可大可小，可因人因病選擇全套或某節鍛鍊，都具有健身和防治慢性疾病的效果。

本法是一種動靜兼練的功法，它主要適用於氣功師點穴鍛鍊，又適應武術、氣功愛好者的自我健身鍛鍊。動作吸收了前人練功中有關內練與外練等治療和保健方法，是中華氣功點穴功法的重要總結之一。

練功方法

〔概述及預備式〕凡行氣功點穴療法的氣功師操作時必須有充足的內勁，氣足則力強，力強則功力大，這種功力是視之不見，觸之如電的內勁（內氣或體內潛能等）。而且患者確長期堅持鍛鍊。氣功點穴療法共分十種。每種方法的預備式要求做到雙目平視前方，心靜、口微合攏、舌輕貼上顎、沈肩墜肘、含胸撥背、呼吸均勻、全身放鬆，全神貫注，意守丹田，以培育其真氣。

〔**功理功法介紹**〕本功法共分十勢，每個勢前加練「預備式」，再按本節要領進行。每勢練完後全身可自然放鬆片刻，再繼續進行。現分別介紹如下：

第一勢　少林站樁功

〔**練功要領**〕少林站樁功姿勢要求下蹲較低平，功架展開強度較大，練功時兩腿分立，兩腳平行站立（距離為自己腳長的三倍），兩膝彎曲下蹲，兩大腿微平，兩腳尖內扣，十趾抓地，重心落在兩腿正中，膝部外展與腳尖垂直，襠部撐圓，頭正頸直，含胸腰直，沈肩收胯，兩臂屈肘，環抱於胸前，兩手呈八字掌，手心朝下，中指尖相對，四指微鬆開，兩手臂與肩平齊，兩眼微視兩中指間。收功時將兩掌合攏於丹田片刻後，兩手自然放於體側（見圖1—1）。站樁時間，每次不少於三至五分鐘，間隔時間與總練功時間不少於三十分鐘。然後保持原站樁勢，再以雙手掌及臂做內合外推，運丹田氣，上下揉按動作；內合時為呼氣，外推時為吸氣；重複操作三分鐘（見圖1—2）。

〔**練功作用**〕練少林站樁功，能使全身內外兼練，主要是增強腿力，提高彈跳力和腳趾的抓力。它不僅鍛鍊武術中的底盤功夫，培養正確的體態姿勢，增強兩臂、腰背、胯部及各

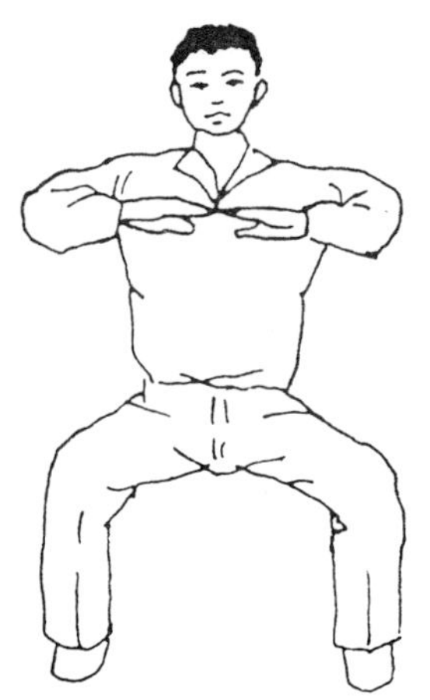

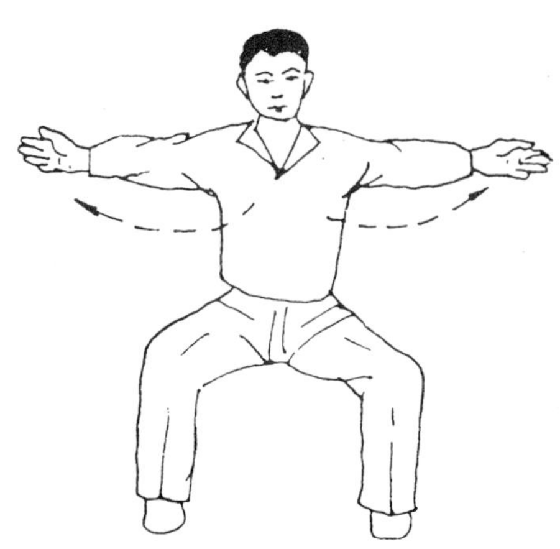

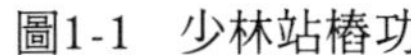

圖1-1　少林站樁功　　圖1-2　少林站樁功

關節肌肉的力量和靈活性，而更重要的是長期鍛鍊，尚有強腎壯腰和增加丹田之氣的功效。

〔適應症〕用於治療腰腿痛、下肢關節痛、神經衰弱、失眠等症狀。

第二勢　力士蹲起功

〔**練功要領**〕兩足分開站立與肩同寬，雙手握拳屈肘，下蹲（見圖2—1，2—2）然後站起，要求丹田運氣於拳（掌）和足，意念由手掌→丹田→腿→足。採用自然呼吸隨勢運行的方法，重複上述蹲起鍛鍊九至十八次。

〔**練功作用**〕有助於促進上下丹田及周身的血脈貫通。可增強筋骨、壯腰強腎、增強體力及全身的耐力。

〔**適應症**〕用於治療關節炎、腎病、遺精、陽痿、消化不良及肺氣腫等病症。

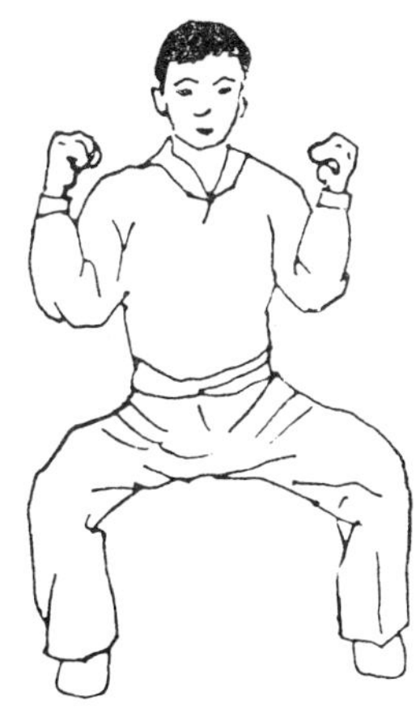
圖2-1　力士蹲起功

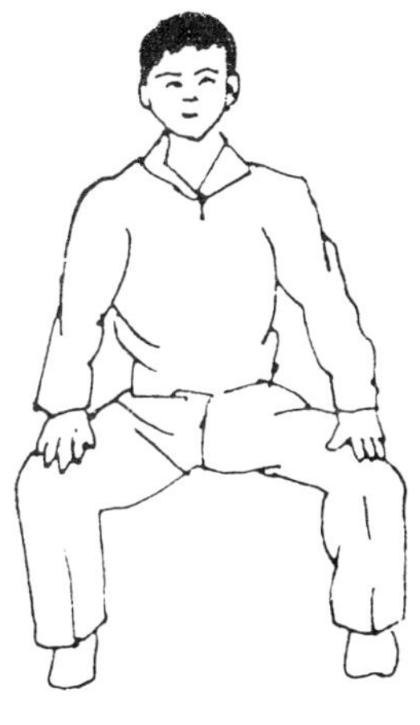
圖2-2　力士蹲起功

第三勢　丹田拍打功

〔練功要領〕丹田拍打功，是形意拳練氣壯內丹的拍打功法之一，歷代練功者與武術家對此都很重視。丹田為內氣聚會之處，練功者在選練丹田拍打功時，宜在練習少林站樁功基礎上進行，首先將雙手臂於體側上舉，兩手臂再翻掌經胸前下按交叉貼於腹部（丹田處）。此間要求意念上接天陽之氣，下按踩地陰之氣，使陰陽之氣匯聚中丹田（臍下一・五寸處）。當氣貫丹田後，再隨意力集中於丹田處，稱丹田注聚功（見圖3—1，3—2）。另一種練法，要領及要求同少林站樁勢，然後將兩臂提於體側平伸，五指分開，掌心向上，向下翻掌，向內合於少腹部（丹田處），進行拍打，先是左手拍打，後是右手拍打。然後右手壓左手意守丹田處片刻（手勢為先男後女），以上

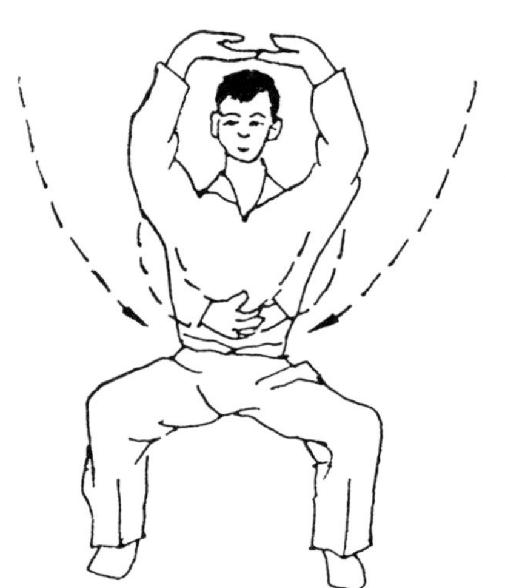

圖3-1　丹田注聚功

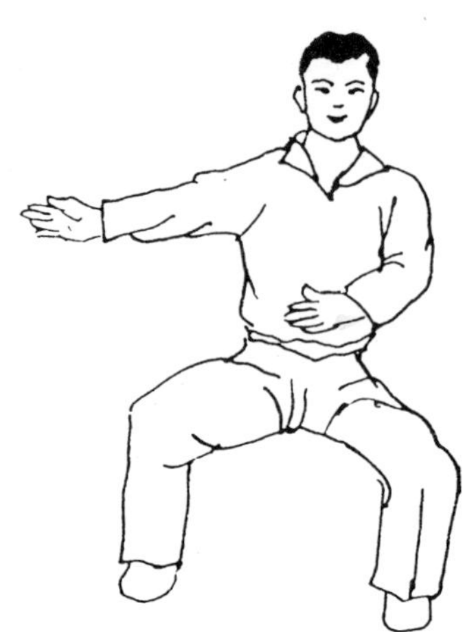

圖3-2　丹田拍打功

練功時自然呼吸隨勢的動作進行，或有較深功底後合理選用腹式呼吸法。重複上述動作練習九至十八次。

〔**練功作用**〕具有上接天陽之氣，下按踩地陰之氣，以協調人體陰陽平衡。主要是強壯丹田之氣，可以起健脾胃和強壯腰腎的作用。

〔**適應症**〕用於治療食慾不振、消化不良、大小便失禁、遺尿、遺精、陽痿、腹肌痲痺等病症。

第四勢　壯腰強腎功

〔**練功要領**〕在少林站樁功基礎上，將兩手臂從腹部沿腋下划一圈，此間雙手五指收氣向後背部及腰部兩腎區領氣貼按。此時要求意氣相隨，將氣貫入後丹田（命門）。可採用自然呼吸方法。重複上述動作九至十八次（見圖4—1）。另一種方法，在少林站樁功基礎上

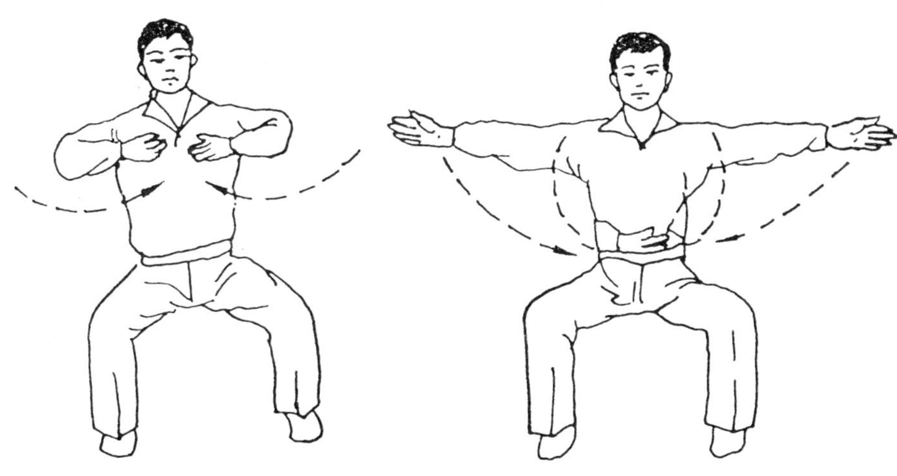

圖4-1　壯腰強腎功　　圖4-2　壯腰強腎功

，要求練功時上體正直位，背靠一牆壁或樹木等。然後做擴胸伸展上肢及背部，向前後擺動，以此做輕輕撞擊背部，但需有彈性感，或脊柱關節有前後擺動感覺。以促進其督脈及背部的氣血通暢。鍛鍊時要注意因人、因病合理進行，此功稱為壯腰靠背功，重複上述動作九至十八次（見圖4—2）。

〔**練功作用**〕以促進背部督脈（膀胱經穴）與經脈氣血溝通和正常運行功效。有助於強腎壯腰，加強腰背肌力，經過長期鍛鍊後，使肩背腰部堅實。

〔**適應症**〕用於治療腰背痛及其他的神經麻痺病症。還可有助於強身健體。

第五勢　朱砂掌擊功

〔**練功要領**〕練功時採用少林站樁功勢，順勢隨意氣，將兩手及掌提至胸前，大拇指尖

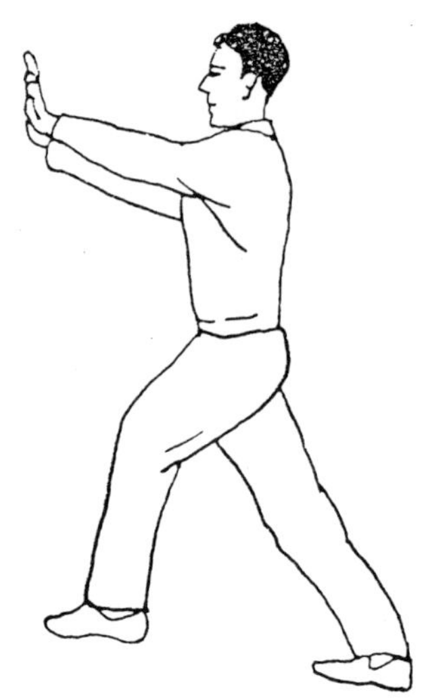
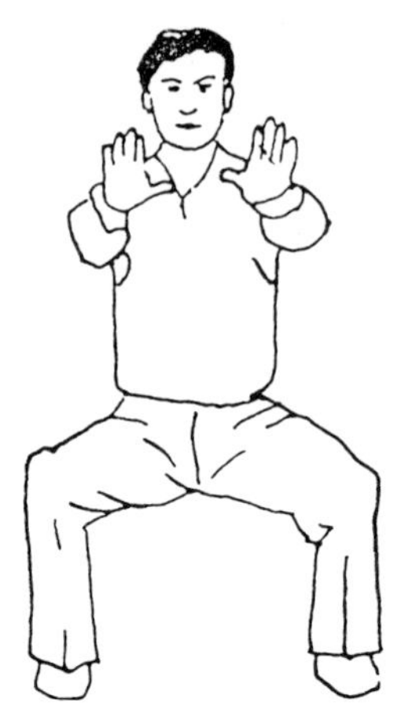

圖5-1、5-2　朱砂掌擊功

相對，兩掌之間與肩同寬，手掌心向前（見圖5—1），以運下丹田之氣，經上丹田至兩手掌心內勞宮穴向外，再以雙手掌平行向前慢慢推出，至兩臂伸直（見圖5—2），推時呼氣以助推力，內收時吸氣有助採自然之氣，還可用掌擊物或空擊物，擊物可選擇紙板↓木板↓石板↓鐵板等，掌擊時意念必須隨掌，兩手慢慢收回，然後再推出，重複進行九至十八次，也可採用兩掌交替進行。

〔**練功作用**〕用於加強上肢關節功能運動，目的是在於鍛鍊上肢的臂力、指力、掌力，使內氣能運行至手指，掌指集中一點發出能量（外氣）。

〔**適應症**〕用於治療上肢關節功能障礙及氣功點穴治病

第六勢　太極雲球功

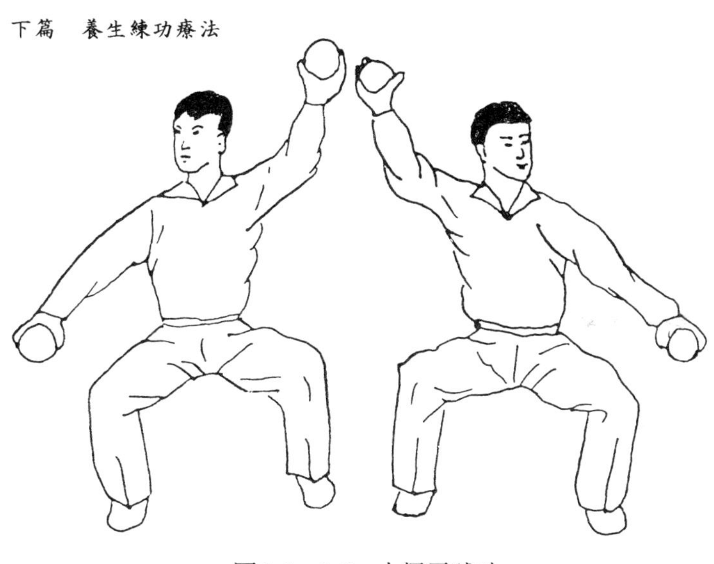

圖6-1、6-2　太極雲球功

〔**練功要領**〕練功時採用少林站樁功，兩臂於體側上抬做左右旋臂運動，兩手五指抓住重約三・五公斤的石心沙球。開始作向上托太極雲球，百餘次（見圖6—1）。接著再進行抓球，作太極雲球，百餘次（見圖6—2）上述動作可重複練習九至十八次。

〔**練功作用**〕此功主要以運練內剛外柔，或內勁之氣力。以增強臂、掌、指力，久練能使丹田氣貫通於手指及掌，運用它進行氣功點穴治病，發揮效能。

〔**適應症**〕主要適應於一些上肢外傷後功能恢復的鍛鍊，如肩周炎、頸椎病等。可改善功能運動及氣功點穴治病。

第七勢　二郎擔山功

〔**練功要領**〕練功時在少林站樁功基礎上，運丹田氣上行至兩臂及手掌。同時做兩臂左

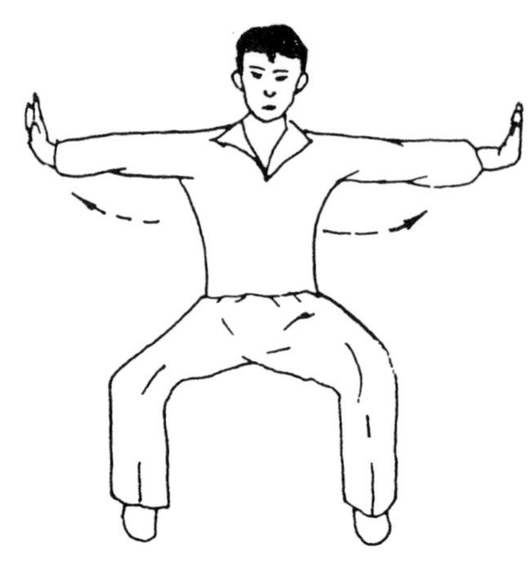

圖7　二郎擔山

右伸展，兩掌外推。此時意氣相隨經兩臂內側導至內勞宮穴。在做揮臂旋腕掌上托動作，如二郎橫擔泰山（見圖7），重複上述動作九至十八次。

〔**練功作用**〕主要增強臂力、腕力及壯丹田之氣，增強全身體質及內勁作用。

〔**適應症**〕用於醫者練功，有助於氣功點穴治病。主要防治頸椎病、肩周炎及腰腿痛。

第八勢　龍爪大力功

〔**練功要領**〕預備式後，採用兩手掌，兩腳趾抵地，胸腹腿部離開地面，伏地挺身（見圖8—1、8—2、8—3）。當有一定功底時即可採用五指抓地做「伏地挺身」運動，還可以採用二、三指抓地練習伏地挺身。總之，上述動作練法要根據身體及年齡狀況來選擇重複練習九至十八次。

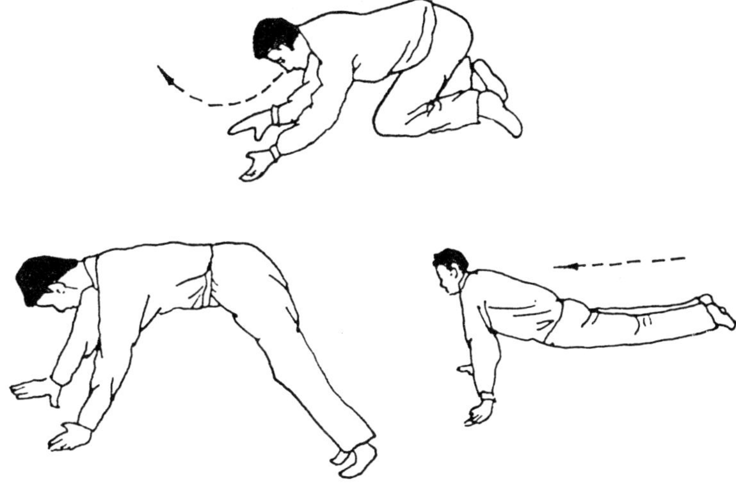

圖8-1、8-2、8-3　龍爪大力功

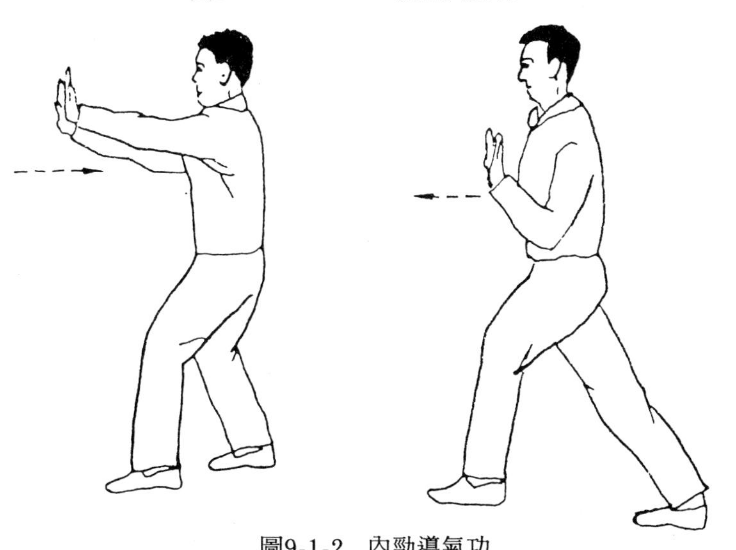

圖9-1-2　內勁導氣功

〔練功作用〕主要鍛鍊手指和腳趾功能，以增強人體內氣及筋骨鍛鍊。

〔適應症〕用於防治頸、肩、腰腿痛，增強體質，有助於氣功點穴治病。

第九勢　內勁導氣功

〔練功要領〕練功者兩腳採用前弓步站立，立於牆壁前或樹前，雙手指稍微帶弧度爪形，五指自然伸開或手掌著牆（樹），軀體挺直（見圖9—1）。此時丹田之氣引至雙臂及掌，隨意、氣、力做推掌動作，推時用力要內在發勁，力要柔猛，將氣集中到一點。然後身體重心下沉或前後運推，雙手離開牆壁（或樹）（見圖9—2）。身體隨前後運推時避免跌倒，體弱者用勁要小，逐漸加大。意念和呼吸隨動作進行，反覆練習九至十八次。

〔練功作用〕主要是鍛鍊臂、指的氣力（或內勁），以增強體質，促進人體健康。

〔適應症〕用於上肢關節功能障礙的鍛鍊及氣功點穴治病。

第十勢　童子拜佛功

〔練功要領〕練功者兩腳平行站立與肩同寬，兩臂自然下垂，然後兩臂緩緩自體側方向提到胸前，兩掌相合，內勞宮相合，指尖向上與胸窩部（膻中穴）等高，兩肘微屈呈方圓形。如同童子拜佛或拱手禮姿勢。並採用順氣自然呼吸法，意隨調息（呼吸），守入內勞宮，沉入下丹田。

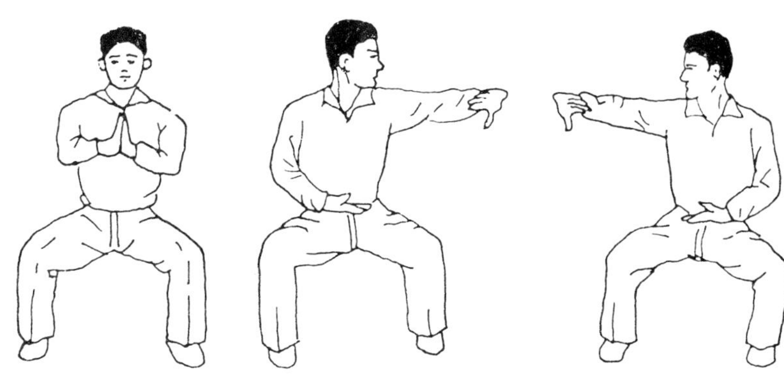

圖10-1、10-2、10-3　童子拜佛功

每次練功五至十分鐘。然後保持原勢以右手掌向右前方推，左手掌托於小腹部處。再收右手掌托於小腹部處，左手掌向左前方推。重複練習九至十八次（見圖10）。

〔練功作用〕主要用於調節腦神經，有安神鎮靜、培養內氣的作用。

〔適應症〕用於防治失眠、神經衰弱、胃腸功能紊亂、膝關節病等。

收　勢

本功法全套練完後，隨之將全身放鬆，從頭頂至足部。呼吸自然，再將兩手臂自體側托起，經胸窩部時翻掌自胸前下按，此時將隨意念導引濁氣排除體外（見圖11）。反覆操作六至八次即可結束鍛鍊。

注意事項

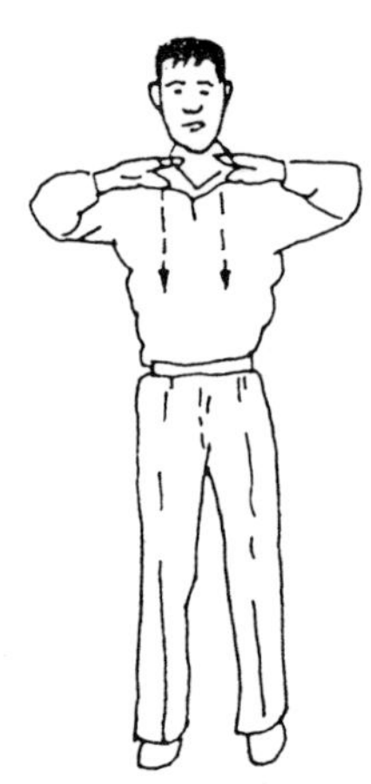

圖11　收　　勢

1.要因人因病選擇進行鍛鍊，練功時，要調節好全身（並注意早起便後，或飯後一小時等），鬆靜舒適，意氣相合，神形相合，呼吸隨勢，自然進行。

2.要循序漸進，不能急於求成。對於初學者，勿用力過猛，以免傷筋骨皮。以內練氣，外練筋骨皮為原則。

3.要選擇清晨環境美，空氣新鮮的地方進行練功，以吸收自然之氣培補人體的真氣。

4.要保持睡眠休息好及飲食營養調理好，以增加練功效果。

5.凡是運用氣功點穴治病者，要有一定的練功實踐過程，掌握一定的氣功點穴技能及醫學知識。凡病人自我練功者，練功動作要緩慢、柔和，由輕至重，由少至多，以改善病情，增強體質。

第二章　少林五形導引氣功

本功法包括理論五步功，練功五步功，治病發功手法五步功，得氣補氣五步及五形動功等。

五形動功簡述

練功姿勢（形體）	天（五形①）	人（臟象）	地（陰陽）	方位	圖色	功用
青龍探爪	日	心	火	中	紅	調心安神
鳳凰展翅	月	肝	木	東	白	疏理肝氣
獅子推球	星	脾	水	南	黃	調節脾胃
猿猴獻果	雪	肺	金	西	綠	健理肺氣
黑熊出洞	風	腎	土	北	黑	強腎固本

①五：指五種動物（練功動作）　形：指形象、形體、形態。

本功法強調練功時必須與天、人、地、五形相合，而組成少林五形導引氣功圖。練功時以意想、意念五形，以吸取先天之氣、日月精華、強壯丹田氣，則猶服仙丹妙藥。

少林五形導引氣功練功口訣是：傳統功法，出自《內經》，天地合一，人在功悟，日月星光，把握陰陽，靜則練氣，動則練形，精氣神合，用之養生，來自前人，服務人民。

悟功口訣是：明心普照形，心意見悟性，神形匯入丹，心形氣養生；具體悟功方法及作用特點為，上觀明，領悟到，有明似無明，無明似有明；練功時借助日月星光能量來調補人身之氣，起著健身益壽的作用。

內觀心，領悟到，有心似無心，無心似有心；起著調節大腦與練神作用。外觀形，領悟到，有形似無形，無形似有形；起著調形與練形的作用。

遠觀物，領悟到，有物似無物，無物似有物；起著調意與練意的作用。

近觀丹，領悟到，有丹似無丹，無丹似有丹；起著增強丹田之氣的作用。

以上介紹的練功宗旨、悟功方法及作用特點，是指導練功者，在行動時要時刻領會或悟出練能、練神、練形、練意、練身等科學的調氣練功方法。能夠使您很快進入練氣功狀態。總之，在上述練功宗旨、悟功方法及作用特點的引導下，本章還將從下面四個部分介紹。

第一部分，從基本功開始進行練功理論指導。

第二部分，從練功五步功開始進行實際健身方法訓練。

第三部分，從治療五步手法進行實際臨床治療方法介紹。

第四部分，首次向人們介紹練功補氣得氣新方法的科學性探索。

第一節　基礎五步功

本節將系統介紹指導練功者學習和掌握及習練少林五形導引氣功的五形導引氣功的正宗法理（或簡稱理功），息功、意功、丹功、養功等基礎五步功。是加強練功者的調氣、調形、調意、強丹田之氣的關鍵。對此，要求學練此功者，必須做到第一步領悟到基礎五步功的重要性。

㈠理功—概述本功的健身道理

1.關於起源與發展的關係

少林五形導引氣功，是根據我國傳統醫學理論為指針，並按照練功的五種形體而組合。它是中華氣功精粹，是屬道家的一種陰陽五行導引氣功。在我國悠久的歷史中，氣功健身是古代傳統文化的寶貴遺產，也是傳統醫學的重要組成部分。其門派繁多，各有千秋，不同流派都有各自的特點。

少林五形導引氣功就是其中的瑰寶。它不僅有養生健體、自我調理、防老益壽、開發智力的作用，而且還能防治各種常見病、多發病和疑難病，對胃腸疾病、糖尿病、神經衰弱、失眠、冠心病、高血壓、筋骨不舒和風濕性關節炎等都有顯著療效。

少林五形導引氣功，在陰陽五行理論指導下，融匯了古人練功精華。古人在幾千年前已認識了人的生理變化與環境時間是緊密相連的，提出了「人與天地相參也，天有日、月、星、風、雷也」，天為一大天，「人有心、肝、脾、肺、腎」，人為一中天；「地有金、木、水、火、土」，地為一下天；大小月三百六十天為一年，一年分為春、夏、秋、冬四季，人三百六十天為一歲，「人亦應之」的觀點。一切生物要生存和發展。必然順乎環境的周期變化，這是一個自然規律，對維持機體的健康起著重要作用。當機體和環境的周期變化不相適應時，就會引起機體發病。中國醫學十分重視人與自然的周期變化關係，認為晝夜、四季和年月的變化是人體生理機能變化的原因，人類應遵循和掌握這個生物節律性，順之則健康長壽，逆之則致病早亡。

總之，按照《內經》中提出的養生最好的方法就是能夠正確把握住太陽與月亮運行的日夜周期的變化，生辰排列的變化，四季氣候的變化，使機體變化與之相適應，所以只能順乎自然的生命節律性的變化方能夠延年益壽。

所說五行指金、木、水、火、土。有關五行之論，歸結述之：①五行以方位而論為：東屬木、西屬金、南屬火、北屬水、中屬土。②人體內有五臟，外有五官與五行相匹配，其論為「日心火相屬」「月肝木相屬」、「星脾土相屬」、「風肺金相屬」、「雷腎水相屬」。③內五行而論為：「舌通心、目通肝、鼻通肺、耳通腎、人中通脾。」④五行相生而論為：「金生水、水生木、木生火、火生土、土生金。」⑤五行相克而論為：「金克木、木克土、土克水、水克火、火克金。」⑥五行相見而論為：「金見日、木見月、水見星、火見風、土見雷。」⑦五行之利而論為：「木旺春、火旺夏、金旺秋、水旺冬、土旺四季。」

無極生太極，太極生兩儀，兩儀生三才，三才生四象，四象生五行，五行生六合，六合生七星，七星生八卦，相生相克之道。

內經所述：即先天後天在人體中存在都不離五行八卦的形體，中醫治病也以五行之形，按相克之理，還治五形之身。練習少林五形導引氣功也無非是用五行之象，鍛鍊五形之身，指導練功時的五種形體動作，其道理也就在此。

2.關於練功與子午流注的關係

這裡主要介紹練氣功中的時間、方向問題，以指導氣功鍛鍊。根據中國醫學的「子午流注」（指現代西方國家所說的生物鐘）論述為人體的氣血循行，從「子」時（半夜為「子」時，陰至極），到午時（日中為「午」時，陽最盛）。從午時到子時（「子午」是十二支中的兩個時辰。在一天中，「子」和「午」時是陰陽的分界點），隨著時間的不同而出現周期性的盛衰開闔，開時氣血就盛，闔時氣血就衰，如能掌握這個規律練功，便能順水行舟，更迅速地獲得功效。在臨床治療上將指導氣功外氣、氣功點穴、針灸、按摩等起著重要作用。

子午流注與中醫的經脈有著密切的聯繫，為提高練功效果與子午流注的內在聯繫，按子午流注與氣脈和經絡，時間和方向的關係，介紹如下：

子時，氣脈流行膽經，　夜間十一時—一時；

丑時，氣脈流行肝經，　夜間一時—三時；
寅時，氣脈流行肺經，　晨前三時—五時；
卯時，氣脈流行大腸經，早上五時—七時；
辰時，氣脈流行胃經，　上午七時—九時；
巳時，氣脈流行脾經，　上午九時—十一時；
午時，氣脈流行心經，　中午十一時—下午一時；
未時，氣脈流行小腸經，下午一時—三時；
申時，氣脈流行膀胱經，下午三時—五時；
酉時，氣脈流行腎經，　下午五時—七時；
戌時，氣脈流行心包經，夜間七時—九時；
亥時，氣脈流行三焦經，夜間九時—十一時；

子午（地球經線），卯酉（地球緯線），也是每日十二時辰的四個等分的平分時間。自然界的陰陽氣候與人體的氣脈是息息相關的。所以，根據人體內氣的運行規律和受自然大氣影響等因素，認為一天中寅時和卯時（早上三—七時）最適宜。

一般寅時指晨間三—五時，卯時指早上五—七時，為練功最佳時間。因為寅卯時內氣正運行於肺和大腸經，肺與大腸相表裡，其氣相通。肺氣為少陰之氣，功能主收斂，即緩緩地發放能量，故在此時練功一發一收，就好似飢餓時遇到美餐一樣，吸收得特別好。另外，從練功火候上說，卯時丹田之氣最旺盛。我們要科學正確地安排好每天的練功和休息時間。

根據中醫陰陽的運動規律來練氣功和治療疾病。如春夏季為陽，秋冬季為陰。古人很重視練功時間的選擇，一般要安排在六陽時，即子、丑、寅、卯、辰、巳（子二十三—一，丑一—三，寅三—五，卯五—七，辰七—九，巳九—十一）為陽；而不放在六陰時，即午、未、申、酉、戌、亥（午十一—十三，未十三—十五，申十五—十七，酉十七—十九，戌十九—二十一，亥二十一—二十三）為陰；古人還認為，六陽時外界是氣，六陰時外界是死氣。由於子時一陽生，開始練功最能收效。在臨床實踐中，陽症時，面向南方，多練功、多放，以瀉為原則；陰症時，面向北方，要練守、多靜，以補為原則。總之，呼為陽，吸為陰。那麼，在行氣功導引給患者治療則要益陰以滋陽，引陽下行以濟陰。並且通過練功、練靜結合的功法，來協調人體陰陽平衡功能。從而達到練功養生、袪病強身、延年益壽的目的。

世界萬物的發展規律都要應天時，合地利，順人心，任何一種完整的功法，都要符合這一自然發展規律。

應天時：按四季分別陰陽、表裡、虛實、寒熱，又根據六經與八綱辨證施功的原理運用結合。即春夏屬生辰為表、實、熱、陽；秋冬則宜養陰。氣血也是隨季節改變的，春夏生長，秋冬收藏，春夏由裡外發至表稱為陽氣生長，秋冬由表內斂稱為陰氣收藏。因此，常練養生者必須做到，夏練腎陽滋陰，冬練肺陰扶陽。脾為中和之氣，宜四季常練。一天也可分為四季，早晨為春，中午為夏，夕陽西下為秋，夜間為冬。

合地利：按天時地利與五臟之功及吐音間的關係，即為東、西、南、北、中。五臟即為肝、心、肺、腎、脾。練功吐音即為噓、呵、呼、呬、吹、嘻等六字吐納健身功；配臟為肝、心、脾、肺、腎。東為春屬木——初春重陽。噓字舒肝。南為夏屬火——五陽五氣，呵字平心。西為秋屬金——夕陽暮陰，呬字理肺。北為冬屬水——藏經滋陰，吹字強腎。

順人心：指練功養生者要因人、因病、因環境選擇適合自己的正確功法，絕不能盲目亂練。否則它將對身體健康有害無利。對此，我們從以下四方面分析：①從生理上分析是否得法；②從醫學觀點上分析是否能治病健身；③從人體潛能科學上分析是否能開發智力；④從功理上分析是否講科學、講實踐。上述幾方面的分析是檢驗練功效果，因此，氣功是一門科學。絕對不能有半點虛假，必須有嚴謹認真的態度，一切練功養生者都應講科學。練功者尤其是對所練功法要認真求索、細心體會，只有合乎上述之理，才有益於健康。

3.關於練功方向與五行學說

根據中醫的陰陽五行學說，東方少陽之氣與人體肝氣同質，南方太陽之氣與人體心血同質，北方至陰之氣與人體腎氣同質。人體與自然界存在著「同氣相求」的機制，內氣與大氣之間能夠互相交流。在此作用下，腹為陰，接地氣，故面朝的方向為內；背為陽，接天氣，故背朝的方向為外。而現代科學工作者認為，地球是一個大的磁場，南極和北極是兩個磁極。磁力線於地球上南北貫通，並掠過地殼，再返回地球內部。而在我們身上，也有經絡系統遍布周身，循行方向是縱向的，它是符合前述的「子午流注」之說的。這裡所謂的「子」是南方，「午」是北方，可見練氣功時，面朝南或北時，效果最佳。

中國醫學上所謂「順應自然，合乎生理，氣血暢通，經絡無阻」，其意思是說人體的經絡與地球的磁力線方向一致，血液在體內的循環則暢通無阻。人們練功實際上也是順地磁方向，漸漸促使人體的生物磁磁化，從而提高練功效果，加速人體正常代謝，改善血液循環狀態，所以面向南北練功效果顯著。

4.關於練功的最大特點

（練功精華一）

導氣通經

導氣通經，循經導體，行功緩慢，運化主柔，形體鬆靜，步態沉穩等，這是少林五形導引氣功的特色。

㈠以氣運化，修煉五形

功法簡單，體動意練，難度之大；體形完整，虛實分明，動靜結合，內外合一，外柔內剛，剛柔相濟；渲似五形，動不離意，意要求形，息息自然，意氣合力，不僵不懈，不散不亂，體動如龍，步形如獅，臂展如鳳，青龍探爪，眼神如猴，腰胯如熊。總之，要領悟到上述的五形神意，及意、氣、力的奧秘，就要長時期的鍛鍊，方能見成效。

㈡神形合一，內外合力

練功時要領悟到，神：指的練功者的全身精神神態。形：指的是練功時的體形。能夠在習練時，五形形必真，功夫定高深，健體能養生。少林五形導引氣功的形象姿勢，指的是龍、鳳、獅、猿、熊五種形態。意象形隨，氣息相隨，頭手身足，協調合力。指的是習練時的動作盡量將習性、神態隨意氣展現出來。

㈢體動靈敏，意氣隨形

少林五形導引氣功，特種動作都離不開升、降、開、合的功能。它與人體運動功能一樣，升降開合是人體及人類原始動物生存，活動的本能。它只有通過各種不同的升降開合動作，相互連接、相互依賴、相互跟隨，然後形成了走弧形、波浪式、螺旋式，或如春蠶吐絲，連綿不斷必須同靈敏相合。如我國傳統健身術中的太極、八卦，或其他健身術等，不管是從它練功的步伐上，還是肢體動作上，都具備有上述的弧形、波浪、螺旋式等。總之，從練功與養生角度來說，通過練功而使四肢五峰勁力柔合通順。上肢動作都是在柔中發出的勁，這個勁不是拙力，不是意動，而是循經絡導氣法。也是練習內氣外放的氣功外氣療法。此乃功訣奧秘，在於意氣運三鬆，先鬆肩肘腕，再鬆髖膝踝，腰背丹田壯，腿足踏泰山，鬆柔剛自如，剛柔中發力，力到氣兼備；步手身三圓，三圓氣相合，求貫神意中，培育內元氣。

㈣快慢相柔，意氣相隨

少林五形導引氣功，其動功動作中有快、有慢，慢如抽絲、快如鳳飛，慢動作是柔功的要點，習練時應以慢為主，慢中有快，快慢相兼，同時以柔爲主，柔中有剛，剛中有柔，剛柔相濟。

㈤穩沉含蓄，虛實分明

穩沉，是指練少林五形導引氣功中柔實有力，虛實分明；含蓄，是指練功時，有內含剛勁而不外露，或以含蓄內勁，運氣導形動。

㈥柔中見剛，剛柔合一

練功時是以出手動作為以剛勝柔，收回手時是以柔克剛；行起來是剛硬帶軟，柔勁帶剛，外形看像是軟的，發出或沖出的動作都是硬的，收回時是軟的。這叫做剛柔相間，應用相變。少林五形導引氣功中的以柔克剛，以剛勝柔，以上所講的是指柔筋撥骨和五行精氣合身。故此，運真氣通關開竅，行脈達梢，是以柔為主，柔中含剛。柔能開關，剛能破物，剛柔相合即為剛柔相間。

（練功精華二）

內外兼練

中醫認為：人體是由精、氣、血、骨、肉、筋、皮幾個部分組成的一個整體。髮是血梢，牙為骨梢，舌為肉梢，爪為筋梢（爪指手指尖）。四梢勁要發出來寸勁，其辨證結論為：

1. **血梢：**怒髮沖冠，血輪速轉，熊獅見之，膽戰心驚。

2. **肉梢：**舌捲氣降，肉堅似鐵，石碰碎之，病邪而祛。

3.骨梢：骨堅勇威，切齒勁發，敵觀自寒，身出冷汗。

4.筋梢：獅舞龍猛，以爪為鋒，利爪所到必有所獲。

總之，上述四梢以助練功健身，人強氣血活，體強筋骨壯，內煉精、氣、神，外煉筋、骨、皮。

（練功精華三）

指習練少林五形導引氣功時必須做到：

1.心要靜　心靜則安神，神安則內靜，沈著方內守，意念集中，一心練功，調息在腹，勿想別事，四季長練，以求長壽；心平氣和，息形和順，氣息形一，協調練功。

2.形要鬆　形鬆神靜，天人地合，體形舒展，形動自如，內外氣合，皆由我採。

3.行氣順　意隨氣，神隨氣；形息合順，息形一致；形意順應，內氣導形，意推氣行，氣行通經。

4.氣要沉　順息調腹，呼吸自然，均細深長，隨形運行；氣入丹田，似守非守；吸氣緩慢，呼氣慢沉；形體鬆靜，則安其神。

5.保精氣　保其精，運藏氣，強身體；強其腹，壯身體，延其壽；氣貫丹、丹氣充、氣歸元、氣生精，精壯本；本固腎。

6.精神壯　養其神，功夫深，意必到，氣養生；精化氣，氣化神，神還虛，精氣足。

（練功精華四）

少林五形導引氣功是以「心與意合一，形與氣合一，氣與息合一」的三結合的練功要旨：在行功時：意念百會懸上頂，上接天空自然氣，再循周身與五形（行），意念湧泉接地氣，內陰外陽循周身，天人地合循導引，陰陽正氣把平衡，內外周天都疏通，吸淸吐濁培真氣，疏筋撥骨隧道，日月星光照我身，氣功強身能長壽，為人健康做貢獻。

1.意念不宜過重　指練少林五形導引氣功的意念守竅或練周天運氣法，都要似守非守，切不要故意去意守。要使人體的真氣自行調養、自然運行，而充分啟動人體內特有的一種潛能（或信息）。在練功時，首先要從靜到動，從動到靜，靜中求動，動中求靜，動靜兼練。如此持久練功，方能得功見效果。

2.意念勿死守　所謂練功守竅，竅是指意守印堂（或上丹田）之穴。練功時都重視氣息自然在腹，不故意去領氣，氣運在少腹中，意念為氣血帥，意念到氣就到，意念行氣自行，氣運行使內動，這是個自然形成的過程。要注意在練功中發揮自我的體會。又如練功中強調的氣沉丹田、意守丹田、氣貫丹田、呼吸在腹等都是意守的核心。也是各家內功及內家拳的練功者所重視的。但是，我們作為練功養生者，絕不能採取死守硬貫氣的練功方法，最終還是以功到自然成為目的。

3.真氣的來源　練功養生的目的是培育體內的真氣（元氣）。那麼，真氣又源於丹田之氣，由於練功使氣到才能催動形體。只有丹田氣才能推動人體活動。所以我體驗，丹田是發氣之源，生氣之本。大家必須通過特定的功法，以天地之氣，來充實自身真元之氣，使自身精元之氣強化，真正得到強身祛病的作用。

4.養生的根本 生命在於運動。練功是養生養氣的根本。人們知道，人體維持生命活動的動力，是通過後天之氣的運化滋養，而構成人體生命力。真氣源先天元神所生，形體又靠真氣去推動。正如道家理論認為的，先天元神是腎氣所生，心氣所降，肝氣所養，肺氣所通，脾氣所運。這也是人體靠先天正氣，維持自身生命活動的根本。

5.神要安定 心平氣和則安靜，氣和神安是練功的關鍵。只有心平氣和，方能意念平穩，使人和意順，雜念不生，邪念排除。如果練功者的心不正則氣不和。意要不順，則氣不沉，雜念就叢生，更不利於練功與養生。如不及時糾正，將會練得其反。

6.關於練功需注意的要點：

①練功時要心情舒暢，全神貫注，習功時不思功外事，用心悟功，體驗氣感，安心守神，要心平氣和，形正氣順，通經活血，扶正祛邪。

②注意環境選擇，練功時要避開風口處，以防止風寒傷身。選擇環境優美，空氣新鮮的地方練功。在室內練功，要保持室內空氣流通及個人與環境的清潔衛生。

③飯後一至二小時才能練功，過飢過飽都不易練功，以免傷脾胃。

④飲食起居有節，每天按時起床、休息，定時就餐，要食素，多吃蔬菜。多吃含熱量、

含蛋白、含豐富營養的食物。練功時要注意煙酒及房事要適度。

⑤練功時間的長短，要根據每套功法要領要求，或按每個練功者自身體質狀況而定。比如練站、坐功，時間久了，兩腿就有酸痲脹痛感，可自行調理練功姿勢或休息片刻。此外，在練功時還必須把握好練功的火候，就是練功時保持適度為好。

(二)息功——練氣功關鍵是調呼吸

凡習練少林五形導引氣功，須很注重形意的結合，缺一不可。首先強調必須學會以意行氣；以意悟氣；以意引氣；以意領氣；以意運氣（簡稱為五意五氣）。即用自己的意志，來調節控制呼吸的節律次數和深度。使呼吸的節律由初次方式，即勻、細、柔、長的呼吸方法，再緩慢進入中級的呼吸方法，即將注意力集中並貫穿到五意中去。每分鐘的呼吸次數由十八次漸漸減少到六至八次，這乃是氣功鍛鍊的最高級階段。

凡練氣功者，須習練順氣、養氣、換氣的呼吸方法，作為增強肺部的氣體交換能力。要練習到使呼吸通暢柔長，關鍵在於掌握以下四步：

1.自然呼吸法（練功一周）：練呼吸時，要求調息順氣，以先呼後吸，呼氣時用鼻或口做長出氣，吸氣時用鼻緩慢吸入，短時間可使呼吸自然走上順氣的軌道。

2.丹田呼吸法（練功二周）：要學會養氣、換氣，須全身鬆靜，神凝氣和，呼吸順其自然，呼氣時要收腹，吸氣時要鼓腹。深呼淺吸，以意行氣，悟運丹田，使氣達於全身各部，反覆練習之後，可使各組織細胞的活動增強，加強中樞的健全功能，此乃所謂的丹田呼吸法。

3.內氣外放法（練功三周）：在上述方法基礎上，即能以五意五氣練功，在此可使周身的氣血初步得到貫通，即任督二脈貫通，再繼續以五意五氣為前導，將氣自然地歸送入丹田，並能悟守丹田，由自然呼吸進入腹部呼吸、丹田呼吸等三步，任督二脈通順無阻。堅持練功四周後，就可在五意五氣的指導下，將氣引到周身某部病灶。將氣運到自己的手指或掌心，循經點穴或按摩，以達自身治療或為別人發氣導引治病。

4.健身防病：長年堅持鍛鍊，既能除百病健身，又能內氣外放，通過掌心達於體外而成外氣。達到此步，可貫通五竅、心身交融，使精力充沛、身體健壯，得到開發智能，防老延年益壽的作用。

㈢意功——練氣的關鍵是調意念

意功指練功中的意守問題。它指練功者調整大腦皮層的意念活動之後，有意識地意守某種感覺或現象。意守乃「持一念代萬念」之法，此有收斂心神的作用。《淮南子》中述：「事其神者神去也，休其神者住也。」闡述了諸心正念的養神方法。進一步證實，在練功實踐中所適用的守竅、內視、返聽、系緣、和中、抱元等方法，皆旨在意守某事某物，而達到意識入靜之目的。因此，上述方法都屬於意功的意守範圍。

對於五形導引氣功意守方法歸述為以下五大要旨：

1.隨意數息法　指練功時的隨意念數呼吸的次數的方法。對於初練功者，常常由於雜念橫生，思緒萬千，難以入靜，令人苦惱。此時無法平靜，切忌心生煩躁、怨天尤人。應聚精會神，貫注入隨意數息法調練。練功時，具體方法：默數呼吸連續計數（一呼一吸為一數）。古代名醫扁鵲也認為練功時應用計算呼吸的方法，是調節呼吸入靜的途徑，對於一些失眠的人，宜用隨意數息法幫助入靜，集中思想、排除雜念，隨意計數呼吸。這樣全身就會逐漸進入安靜狀態，達到入睡。一般隨意數息百餘次，待心平意靜，思想安靜下來，感到周身舒適後，就不必再連續數息。可繼續練隨意數息法，採用此法既有助於排除思想雜念，又可起到調整呼吸作用，適用於神經衰弱、失眠及慢性疾病者鍛鍊。

2.隨意默念法　指練功時，以默念數字鍛鍊的方法。排除雜念有助於練功。具體方法是：用意默念，不要念出聲音，根據練功具體情況，有針對性地辨證選擇，默念數字。如細菌感染灶或癌症灶，可以默念「殺死」，「排除體外」的詞句，真正在思想意念上默念這些詞句，而且要使機體確實按照這些詞句在生理上有良好的變化。因為這些詞句本身通過第二信號系統，對練功者確實獲得特殊的治療作用，從而通過練功默念、數詞句，使患者心情舒暢，身體放鬆，思想安靜，使身心獲得健康。

3.隨意放鬆法　練少林五形導引氣功時，首先擺好姿勢後，用意識引導全身部位放鬆的方法。開始從頭部到腳部逐個部位達到放鬆。以頭部鬆、頸部鬆、肩部及手部鬆、胸部鬆、腹部鬆、大腿鬆、小腿鬆、足部鬆。也可採用前後正中線，兩側線放鬆的方法進行隨意放鬆。

4.隨意運丹法 練功時，以丹田運轉為主的鍛鍊方法。首先熟知丹田位置，丹田之說及古書所述，各家都不一。本功的丹田上指百會，中指臍下氣海穴處，下指會陰部。還有認為上丹田指印堂，中丹田指膻中，或臍下一・五至二寸處等。我們認為練功時，以上、中、下丹田逐漸最後穩踏兩湧泉穴即可。古人論丹田之說稱，丹田是滋養周身的重要部位，並有呼吸出入前乎此，陰陽開合存乎此。之火能使身體皆溫，之火能使臟腑皆潤，關係周身性命，此中一線不絕，則生氣一線不亡的說法。而傳統醫學（按陰陽五行理論）認為丹田這一竅通五臟六腑，十二經十五絡，並認為丹田的中心適當衝脈與帶脈交叉關，形如「田」字，為修練內丹之地，故稱為丹田。此外，男子之精宮，女子之血海，所在之處，也是歷代養生家都很重視的，古有「丹田是氣海，是人體練丹的地方，能消呑百病」之說。上述丹田部位的重要性，也說明了它是內氣外放，外氣內收的基地，又稱為「藏氣之源」。

練功的具體方法是：全身放鬆，心平氣和，形正氣順，以意領氣，行丹田壓縮法、運揉丹田法、拍打丹田法。

①丹田壓縮法 指練功時，用意領氣，內視將腹部一壓一縮的練習方法。

②運揉丹田法 指練功時，用意領氣，內視的左上下，右下上等旋轉法。

③拍打丹田法 指練功時，用意領氣，輕拍打丹田處的方法。此拍打法為少林拍打功，鐵布衫等方法。以肢體內外側拍打，用丹田處拍打的練習方法。

上述隨意運丹法，初練功者，務必精神要集中，要心神安定，一定用自己的意識假想把氣領到丹田，然後再進行鍛鍊，使周身一步一步地見功效。堅持四周後，一定能收到健身心，通氣血的初步功效。

5. 隨意周天法　指練功時，以意為主，隨周天呼吸法為準則，其實是在練功中的自我感覺現象。具體練法：當進行隨意周天呼吸法時，由丹田行至尾閭循督脈上升，沿任脈下降，一升一降，週而復始。氣流運行沿任督循行為一寬闊深厚之帶，故稱隨意周天法。

為了早日實現通周天，可採用隨意通周練功方法，即前三步（又稱前三田），印堂、膻中、氣海；後三步（又稱後三田），尾閭、夾脊、玉枕，進行循環意守。此前後三步練功法，也有人稱為前後三關，總之，以連點隨意法，將六步練功方法相續成帶，帶帶相連而成環狀。最後周而復運，運而無端，隨意任運，專心淨悟，久練者，則前後三步練功方法化為一體。於是任督滙一，循環一周，此時自感體驗到一種氣力態的沈浮感，人覺得全身輕飄又沈浮，清爽又自然，周身如同騰雲駕霧，似坐飛機之感。在治病健身方面，能增加人體新陳代謝，增強體質，對戰勝一切疾病得到積極作用。

(四)丹功——練功的關鍵是強丹氣

1. 丹田的作用　歷來練功者都很重視意守下丹田，即意守臍下小腹部。這些養生家都注意強調丹田的重要，他們把練功的希望都寄托在這裡，認為這是人體練丹養生的好地方。古人還認為，丹田是滋養全身的重要部位。《中國醫學大辭典》記載：「少腹為男子之精室，女子之胞宮所在」，也是練內丹的地方。古人稱，丹田是氣海，能養生健體，延年益壽，消除百病。現代醫學認為，腹腔神經叢相當於丹田部位，認為此部位很重要。

綜上所述，丹田部位非常重要，關鍵在於它有利於養生益壽，祛病健身，也是儲氣和發放外氣的寶地。對此，衆多練功者認為丹田是指人身體的三個部位，即上丹田在兩眉間至額顱之間，中丹田在神闕到膻中之間，下丹田在會陰到氣海之間。又強調丹田是練氣功培育真氣和凝聚真元氣，以築基通周天，氣行任脈的重要穴位，也是導引行氣以激發、調整病人氣機的重要位置。

2.丹田的練法　丹田功的練法，綜觀各家練丹田功法之精華，如何選擇正確練丹田的功法，我認為首先要弄清練功道理，並歸納為：

①練精化氣　一般認為，下丹田為氣功練精化氣與意守的重要穴位。古人有「凝神入氣穴」之說，即意守下丹田的練氣方法。首先要保持精神集中，排除雜念，體鬆意靜，再用氣功導引調整病人逆亂的氣機，引導其氣歸於丹田，這叫引氣歸原。向下丹田導引行氣，以聚練氣機，驅除邪氣。

②練氣化神　我們強調中丹田為氣功練氣化神的重要部位。在練丹田功時，精神舒暢，隨意運氣，以通達於四梢，如力托千斤而面不改色。此外，練功或導引行氣時，若不得法而使氣上衝於中丹田，凝聚而不散，常可引起胸悶、胸痛及不適感。

③練神還虛　我們要重視上丹田，因為它是練神還虛的重要部位。練功時意守上丹田可

以益智能，開發人腦的潛能。但由於練功夫後處理不當，或功夫不到家，意守此處常可引起頭暈、頭痛。從百會、印堂、風池等穴區以震顫導引、點穴，並向上丹田發放外氣，有催眠、安神、醒目、調整上焦之氣，使氣血百脈暢通無阻，人似返老還童，步伐矯健，身體輕靈，有內勁無外動之感，這是所謂內丹術（周天功）練通之後的現象。

通過認識和理解上述的練丹功道理，就很容易掌握練丹功的方法。對初練氣功者，如何克服精神一時不易集中呢？必須首先使練功者平心靜氣，心神安定下來。要運用自己的意識領氣同唾液一併意想，隨呼吸進入丹田部位，然後守住「丹田」而入靜，方能達到增氣、生氣、養氣的目的。

上面談的是道理，下邊介紹幾種具體練功方法：

①**丹田呼吸法**　練功時，一般採用站或坐位姿勢即可。以鬆靜自然，心平氣和，隨意領氣，同唾液而入至「丹田」。大腹部及肛門部鬆弛，稍停片刻，然後提肛、收腹，使氣沿脊柱上行，收「丹田」之氣用意念引導至兩上肢（內側），三陰經到達勞宮穴。反覆鍛鍊體驗，會感到手心發熱。

②**丹田拍打法**　練功時，一般採用站或仰臥姿勢即可。要求全身放鬆，在練丹田呼吸法基礎上進行此功。丹田拍打促進氣循經而行，有利於外氣的發放。具體方法：隨意領氣，拍打下腹部丹田，上行拍打胸窩部（膻中穴），再上行沿胸上肢內側而拍打。總之，以意領氣進行拍打，可採用單拳（掌）或雙拳（掌），由輕逐漸加重。

③**丹田運轉法** 練功時，一般採用站、坐或仰臥姿勢即可。要求全身放鬆，自然呼吸，以意領氣，將右手壓在左手上，並交叉貼在小腹部，從右上右下至左下左上以臍部丹田處為中心運轉。然後再以左上左下右下右上臍部丹田四處為中心運轉。每次練功時強調意念隨手部及丹田部位，勿過用力。每次練功左右各運轉百次。此法主要有增強內氣，改善腸功能，增進食慾的作用。

④**丹田意念法** 練功時，一般採用站、坐或仰臥姿勢即可。要在丹田運轉法的基礎上進行，但此法要求練功時，將左右手交叉貼於腹部丹田處，強調內視，用意念運轉，也是從右上右下至左下左上的方向意念運轉，然後相反方向進行意念運轉。練功時會感到腹部暖熱、舒適。本法進一步增強丹田氣，是靠意念強化的功夫，有改善胃腸功能，增進食慾；對食慾欠佳、失眠、神經衰弱、胃腸功能紊亂等有治療和保健作用。

⑤**丹田導氣法** 經過上述四種練法之後，此法初練時以選擇仰臥位最佳。當前面幾種練法能運行自如時，也可採用站、坐位練功。具體方法是，在前面練功的基礎上，隨意進行丹田前後鼓蕩法（指收腹鼓肚），當鼓蕩自如時，在進行隨意導氣（或叫引氣）從兩大腿至腳心湧泉穴，在引氣上注入腹部丹田，稍片刻，在導氣上行至中丹田（膻中穴），胸部至雙臂內側及手掌勞宮穴，在導氣回收原路回注上下丹田部位，整個導氣活動可隨手勢進行，每次練功一五至二〇分鐘即可。此法主要用於發放外氣，有改善胃腸功能作用。其練功原則為，外導發氣，內導收氣，上導發氣，下導收氣，每次導氣時意念貫入丹田。

⑥內丹養生術　內丹養生術，又稱大、小周天或子午周天功法。是指練功時，調動人體內氣循任脈、督脈中周而復始的運轉。為內丹養生修煉法，故稱為內丹養生術。《太清中黃真經》注中的「元氣引內氣，周流身中，即卻復丹田之內也」，意思是指練功養氣引氣歸丹田，循環周身，以健身袪病。內丹養生術源於早期的內煉功夫，興起於隋唐，形成於兩宋金元，成熟於明清。它以《周易參同契》、《悟真篇》為經典，以《周易》的卦象、陰陽變化為理論指導。早期的內丹養生術認為就是胎息的發展，所以《胎息銘》中有「假名胎息，實曰內丹」之說。《上洞心丹經訣》則認為內丹術係在胎息之後，「又運精氣自尾閭、夾脊入腦，……腦滿之後，丹自玄膺而下，其味甘，其氣香，至此內丹成矣」。

晚唐時期的施肩吾在《西山群仙會真記》中則進一步闡述內丹養生術是經歷後三關、前三田的河車運轉而成，宋元以後內丹養生術一般認為有練精化氣、練氣化神、練神還虛三個階段，也是練功的三大過程。

（內丹養生術——基本功）

內丹養生術，即內丹養生術中的第一階段，是基本功，也指練精化氣的練功過程。據《天仙正理》上說：「小周天是煉精時火候之一總名也」。其練功方法是指人體經過煉己、調藥、產藥、採藥、煉藥等五步練功要旨。首先要求擺好姿勢，排除雜念，逐步讓形神安寧，意念漸漸內斂。然後一念歸中，凝神入氣穴即下丹田，緩緩調息，引短令長，以後天呼吸接

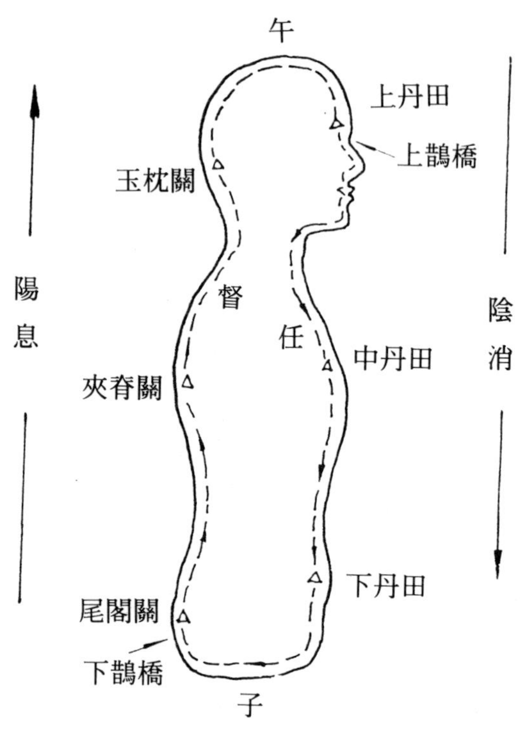

圖12　內丹養生術基本功示意圖

先天氣穴丹田。由於神返身中氣自回，這時散耗的元氣，得以逐步聚集充實，而重集於氣穴。當靜極之時，正有動機，於恍惚杳冥之中，覺氣穴氣動。

此種氣動神知之機，便是精化氣的真機。此時要運用四字訣，火逼金行，以意下引過谷道。繼而用武火熟煉，意氣相依，引精氣從下丹田開始，逆督脈而上，經尾閭關，過夾脊關、玉枕關而上達崑崙頭頂。然後使內氣由上丹田泥丸而下，行文火溫養，使之經中丹田絳宮，而復歸於下丹田氣穴。如

僅循任脈、督脈兩條奇經而周流運轉，其範圍相對來說較小，故稱為小周天。也就是指內丹養生術（見圖12）

（內丹養生術——高級功）

內丹養生術，又稱大周天，或稱乾坤交媾、卯酉周天，金液還丹，是內丹養生術功法中的高級功，即練氣化神的過程。其練功方法，是在內丹養生術——基本功上進行的。練功時，以心息相依，氣息綿綿，好似無息。脈搏正常，好似無脈，在全身酥鬆的情況下，內氣越來越旺盛，越積累越多，不但充盈丹田，而且有了質的變化。而在這種狀態下，靜極復動，而出現正子時產大藥的景象，如丹田火熾，兩腎湯煎，眼吐金光，耳後風生，腦後鷲鳴，身湧鼻搐等六種景象。通過內丹養生術的修煉後，能將內氣運行除循走任督兩脈，還擴大到其他經脈上循走，如沿奇經八脈走，也有沿一二兩條經脈走，或十二正經中的某幾條經脈循走，此時意守部經可在中丹田或仍守下丹田。因循走範圍相對較大，稱為大周天。也就是指內丹養生術——高級功。內丹養生術認為，大周天通了，則神氣相合，身心相依，延年益壽。

內丹養生術中有練功五大要旨，即：

第一要旨：煉己與築基

煉己，又稱煉心，修性。是內丹養生術的第一步，也是整個內丹養生術過程中不可缺少的功夫，唐末呂純陽《沁圓春》指出：「在人先須煉己待時」。「煉」是借用外丹術中的冶煉、洗煉之意。《天仙正理》中具體指出「煉」的內容：「謂煉者，即古所謂苦行其當行之事曰煉，熟行其當行之事曰煉，絕禁其不當之事亦曰煉，精進勵志，而求其必成亦曰煉，割絕貪愛而不留餘愛亦曰煉，禁止舊習而全不染習亦曰煉」。「己」按《周易》納甲法納離卦，離卦在人身為心，即心念。故《金仙證論》指出：「己即我心中之念耳」。總之，煉己即指如何排除雜念，集中意念練功。

築基，既指煉己，也是指練小周天過程。是練好內丹養生術中的煉己的繼續，也屬於內丹養生術中的第一步，而且又是基本功，只要把煉己這步功夫練好，才能更好地去掌握以後的各步功法，並注意避免因「煉己不純」而產生種種副作用。因此常稱為煉己築基。

《修真辨難》中談到：「煉己、築基不是兩事、乃是一理。築基不在煉己之外，煉己即在築基之中，非煉己之外再築基，築基畢又煉己」。

綜前所述，練好內丹養生術中第一步基本功——又稱小周天，是對後兩階段的大周天，煉神還虛來說，功夫容易完成，時間相對比較短，但只有通過修煉完成了煉己與築基的功夫，才能順利進入後兩階段的功法。因此，小周天又成了後兩階段的築基功。所以《規中指南》中說：「夫坎離交媾，亦謂之小周天，在立基百日內見之」。這個百日築基即指小周天，前過語言破碎，尙有古人之論，做人難以弄明，我所悟納結束語兩句，左幅：雜念排除意念集中，右幅：百日之內煉通周天，橫幅：煉己築基。

第二要旨：調　藥

調藥，是內丹養生術的第二步功法。凡修煉養生者，必通此步。

練功方法：通過凝神內視，凝神入氣穴，意到氣到，使下丹田的精氣漸漸旺盛，這就是調養作為精、氣的藥物。調藥所需的時間，各人不一，年輕或精、氣原較盛者，時間可短；如虛耗過多，或年老精衰，就要相應地延長時間修煉。

第三要旨：產　藥

產藥，是內丹養生術的第三步功法。對於修煉養生者，必經此步。其練功方法，通過凝神入氣穴的修煉後，精、氣漸漸旺盛到一定程度，由於量的變化，就會出現一定的現象，這時刻，內丹養生術中稱為子時，冬至或一陽生，即為產小藥的時機。練功者對產藥的現象，要如雞抱卵般地耐心等它自己發動，假如主觀地加以誘發，即非真極，也就不是真種子了。總之練產藥要做到：凝神聚氣、注入丹田、精氣旺盛、順其自然、耐心悟煉。

第四要旨：採　藥

採藥，是內丹養生術的第四步功法，凡修煉養生者、也必通此步。

其練功方法：當得小藥已產之後，就應及時採取。故有秘訣為「火逼金行」。火是指神即意念，金指腎中的精氣。簡單述之，就是要求修煉者，全神貫注，加強意念作用，使產生的內氣暖流感覺向下向後循行。再集中意念，將內氣引導走上督脈。此時需運用攝、舐、閉、吸四字訣，以助內氣引向腎脈行走。吸、舐、攝、閉或攝、舐、閉、吸四者相結合的靜功練法，來源於《性命圭旨》。傳自達摩，海蟾兩祖師的練習方法是按《性命圭旨》所指的「吸者，鼻中吸氣，以接先天也；舐者，舌舐上顎，以迎甘露也；攝者，緊攝谷道內中提，明月輝輝頂上飛也；閉者，塞兌垂簾兼逆聽，久而神水落黃庭也」。《勿藥須知》、《勿藥元銓》也提出：「四字訣，即攝、抵、閉、吸也」。攝提谷道，舌舐上顎，目閉上視，鼻吸莫呼」。由於這是一種集中加強意念的修煉方法，故又稱為聚火之法或神爐聚火，其目的是將抓緊產藥後的採取靜化與攝取入丹田，故又稱為採取的訣竅。總之，四字訣妙，靜養功法，鼻中吸氣，以接先天，舌顎任督，以通甘露，攝谷當養，成功飛也，閉目凝視，精貫黃庭。

第五要旨：煉　藥

煉藥，是內丹養生術的第五步功法。凡修煉養生者，必行此步功。其練功方法，是指採取小藥後，繼續運用意念和呼吸，促進內氣在任督脈周流運轉。其間既要運用及掌握好練功的火候，應行武火、文火、沐浴；也要求氣順自然後過尾閭、夾脊、玉枕三關，前降上、中丹田，返回下丹田。當功法熟練後，則可「呼接天根，吸接地根」。當吸氣時內氣從地根即坤腹下丹田而向後升，吸氣之終，氣達百會；呼氣時則可內氣自天根乾頂百會，自任脈而前降，呼氣之終，氣返下丹田（氣海穴）。

⑦練功火候也有五大要旨　掌握正確的練功火候，是指導進一步練好內丹養生術。所以，給大家介紹有關練功火候知識，更重要的是讓修煉養生者，能夠順利把握其練功航道。

第一要旨：火　候

火候，原指冶煉礦物或作丹藥過程中，火力文武、大小，久暫的調節與掌握。在習練內丹養生術中則指在整個練功過程中對意念或隨意念調節呼吸的程序、法度。火，指神，即意念。《金仙證論》指出：「火者神也，曰汞、曰日、曰鳥、曰龍，皆我之真意也。」又如《規中指南》中強調：「火候口訣之要，尤當於真息中求之。」這眞息是指呼吸。念頭著力在呼吸上即為火候。火候所包括的內容較多，如起火、息火，陽火、文火、武火、沐浴等。古人強調具體指導，因為它既是不傳之秘，且僅用文字，難以具體描述，所以有些古籍往往略而不談。正如《悟真篇》強調那樣：「契論經歌講至真，不將火候著於文」。總之，歸納為：火指神，重意念，意真息，指呼吸，念著力，息為火。

第二要旨：文　火

文火，原指火力小而緩。在習練內丹養生術中則指持續的輕緩的呼吸。《修道全指》中所述：「文火者，即呼吸之氣，微輕導引。」一般指呼氣時用意而長，吸氣時自然而短。其作用是使內氣緩行降沈。總之，文火力小，輕緩呼吸，呼氣意長，吸氣順短，其用途為內氣緩沉。

第三要旨：武　火

武火，原指火力大而猛。在習練內丹養生術中則指持續的強烈的呼吸。《修道全指》指出：「蓋武火者，即呼吸之氣，急重吹逼，採取烹煉也。」一般指吸氣時用意而長，呼氣時順然而短。其用途具有促進內氣急行升衝。武火也稱陽火。總之歸納為，武火力大，強調呼吸，吸氣急長，呼氣順短，其用途為內氣急行。

第四要旨：陽火與陰符

陽火，又稱陽息即武火。在習練內丹養生術時常把子、丑、寅、卯、辰、巳的六陽時喻作可用武火以進火，故又稱陽火。運用《周易》卦象比喻，則化陰爻去而陽爻來為息，也喻進火之意，故又稱陽息。

陰符，又稱陰消，即文火。在習練內丹養生術時常把午、未、申、酉、戌、亥的六陰時喻作文火以退火，故又稱為陰消。運用《周易》卦象比喻，則凡陽爻去而陰爻來稱消，也喻作退火之意，故又稱陰消。總之，陽火與陰符，六陽為進火，六陰為退火，修煉為指導，陰陽把平衡。

第五要旨·沐　浴

沐浴，是指在行火候的進陽火，退陰符過程中，各有一次特殊火候法。凡習練內丹養生術者，都必經此步。戴起宗《悟真篇注疏》指出：「子進陽火，息火謂之沐浴；午退陰符，停符亦謂之沐浴。」彭好古《金丹四百字注解》中也談到，「不增火，不減火為沐浴。」這裡是說當時在子時開始進陽火後，其間有一階段不繼續增進火；午時開始退陰符後，其間有一階段不繼續減退火。內丹養生術中稱此為沐浴。按十二地支來比喻，分別在卯、酉兩時。故常稱卯酉的沐浴。《太乙金華宗旨》稱：「洗心滌慮為沐浴也。」此意思為，道德修養，必須排除雜念；又如《瑣言續》所指的沐浴，即練功過程中，微微汗透，得有如沐浴或有如同真氣熏蒸的感受。總之，從習練內丹養生術來要求，必須掌握好練功火候的四個時機（或四個階段）、即子、午、卯、酉處在東、南、西、北的四個正方位，故又稱為「四正」。陸西星的《金丹四百字注》指出：「金丹火候，自子以後，六時為陽，自午以後，六時為陰，至於亥，子走交，一陽來復，名為冬至。卯酉之月，木金氣旺，法當沐浴」。即子時開始進陽火，午時開始退陰符，卯、酉為其間的兩次沐浴。

應廣大讀者要求，前面我系統介紹了我國傳統的內丹養生術中的練功五大要旨，練功火候的五大要旨，這是立志攀登高層次練功與養生者所不可缺少的知識，它將對練好少林五形導引氣功起著重要作用。

⑧**內氣周天療法**　內氣周天療法，是指通過修煉內丹養生術後，在人體內氣壯盛充實的基礎上，自行起動的督任周流，它是在精氣日積月累水到渠成地形成內氣周天運轉，故稱內氣周天療法。常用於祛病健身，延年益壽。

運行時節與穴道：是指人之元氣每天在體內運行的時節與規律，它與時辰、卦象、穴道相結合。《性命圭旨》中說：「人之元氣，逐日發生：子時（夜間十一至一時）復，氣到尾閭；丑時（夜間一至三時）臨，氣到腎堂；寅時（晨前三至五時）泰，氣到玄樞；卯時（早上五至七時）大壯，氣到夾脊；辰時（上午七至九時）尖，氣到陶道；巳時（上午九至十一時）乾，氣到玉枕；午時（中午十一至下午一時）姤，氣到泥丸；未時（下午一至三時）遁，氣到明堂；申時（下午三至五時）否，氣到膻中；酉時（下午五至七時）觀，氣到中脘；戌時（夜間七時至九時）剝，氣到神厥；亥時（夜間九至十一時）坤，氣而歸於氣海矣。」（見圖13）

學習內氣周天療法，主要是幫助習練內丹養生術者，進一步掌握內氣循周運行規律及時間、卦象的選擇，從圖13中我們看到內氣周天運行的主要穴道及丹田與三關的位置和臨床應用。

丹田的位置與應用：丹田是人身體的三個部位。即下丹田於會陰至氣海之間，是氣功練精化氣的重要應用部位。中丹田位於神闕至膻中之間，是氣功應用練氣化神的重要部位。上丹田位於印堂至額顱（泥丸）之間，是氣功應用練神還虛的重要部位。

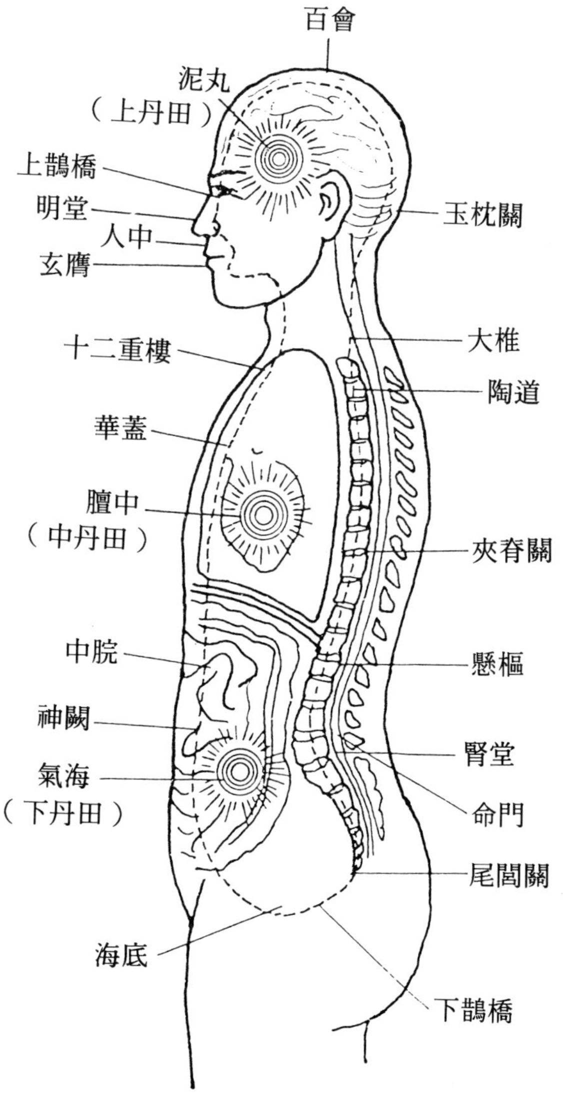

圖13　內氣周天運行節律與穴道示意圖

三關的位置與應用：

三關，即：①督任運行關，指內丹養生術中當內氣在督任脈路線上運行時，行經督脈路線上的三個重要部位。有的練功者氣行至此不易通過，故稱之為關。②背後三關，《金丹大成集》中指出：腦後曰玉枕關，夾脊曰轆轤關，水火之際曰尾閭關。③三花聚頂關《中和集》指出：「練精化氣，練氣化神，練神還虛，謂之三花聚頂，又稱為三關」。④三關修煉，如《天仙正理直論》中說：「初關練精化氣，中關練氣化神，上關練神還虛，謂之三關修煉。」⑤口手足三關，《黃庭內景經》說：「口為心關精神機，足為地關生命扇，手為人關把盛衰。」⑥頭足手三關，《中和集》說：「頭、足、手為三關，即：「頭為天關，足為地關，手為人關」。⑦耳目口三關，《淮南子•主術》說：「夫目妄視則淫，耳妄聽則惑，口妄言則亂，夫三關者，不可不慎守也。」⑧前三丹田關，指以明堂、洞房、丹田爲三關。梁丘子注《黃庭內景經》第十八章「三關之內精氣深」中說，元陽子還曾「以明堂、洞房、丹田為三關，並可以義取而存也」。此謂指前三丹田。

常用三關（又稱背後三關）的位置與應用，常用三關是指在背部督脈路線上的三個重要穴竅。即尾閭關，又稱轆轤關，在尾閭骨端，肛門之後上方，該處有長強穴。夾脊關，在命門之兩側，夾脊是穴。玉枕關在腦後枕骨下入腦處。

常用三關穴是指練小周天氣行督脈很難通過之處，故又名鐵壁。在運氣通三關時，首先是要順其自然，按順序緩緩運氣，如果遇到氣機受阻時，如尾閭關遇到通關困難，一般出現尾骶部酸脹、微痛、沈重及氣機衝擊此關而受障礙的感覺。此時應對症處理：首先心平氣和，緩慢用意引氣上行。還可採用舐舌、吸氣，提肛上行，使氣通過。氣到夾脊關一般都比較容易過關。但少數腰背部有病者，此處的血脈，經絡不暢，則可出現腰背部緊張、酸痛不適的感覺。此時要心靜，調整身體及練功姿態，要形體正，氣則順，使腰部漸漸放鬆，如糾正含胸與收腹、腰椎不正確的姿勢。玉枕關是氣阻最為常見的一關，故此關名玉枕，又名鐵壁。當此關受阻時，臨床上常表現為頸部板硬、枕部沈重、酸痛、活動不適等。此時可舌柱上顎，目視頂門（或百會），全仗神爐聚火，（指全仗意心聚氣），繼續衝起，此關乃開通。

總之，內氣運行通三關時，如練功時間短，功力不足，氣機無力通過，可按上述要求及處理方法糾正，加強練功，不斷調節自身，控制自身。如有病者氣機紊亂，任督兩脈氣機受阻時，可採用氣功點穴，導引以助通三關。因它具有促進脈胳通暢，又可激發、調整督任脈之氣的作用。故此，常用三關也是中醫治療頸、腰、骶尾部疼痛的重要穴位。所以，我們做為行氣功點穴，按摩導引者，必須是學醫道者，才能給人醫病。

㈤養功——練氣，關鍵是練養精、氣、神

中國醫學認為疾病的發生、發展、轉化結果，是人體內「正氣」與「邪氣」相互鬥爭的結果。認為正氣內，邪不可侵，邪之所犯，其氣必虛。「正氣」指人體內的「元氣」，具有扶正與抵禦疾病的能力。

「邪氣」指外界各種致病因素，若元氣不足，身體虛弱者，邪氣趁虛而入，就易患病。所以堅持氣功鍛鍊，有疏通經絡，調和氣血的功能，久之元氣充足。元氣漸足，則邪不可干，就可達到精滿、氣足、神旺。有扶正祛邪、防病治病、健身益壽的作用。

道家氣功認為，精、氣、神是人身三寶。神者身之本，氣者神之主，形者神之宅也。現代人認為，精、氣、神是維持人體生命活動的重要物質基礎，故此，古人稱之為：「天有三寶日月星，人有三寶精氣神，地有三寶水火風，會用三寶天地通。」這些是生命現象及其變化的根本。練五形氣功，其中也非常強調精、氣、神的鍛鍊，指內練一口氣（精、氣、神），外練筋骨皮（指四肢百骸）。同時還重視練先天氣功，即按天、人、地、三元，天元為大丹，即現在人們常講的：「性命雙修」。人元為金丹，乃接命之術，指練築丹田之氣。地元為神丹，乃服食之道。對此，我們還必須進一步了解精、氣、神的物質基礎與功能。

精　指的是構成人體的基本物質，也是人體各種機能活動的物質基礎。精又分為先天之精和後天之精。先天之精是受於父精母血所結合，來源於先天；後天之精是指飲食營養滋培生化而成的，這些物質精華，都貯存在人體以腎為主的五臟之內，所以又稱為臟腑之精。

氣　是維持人體生命活動不可缺少的精微有用之物，它有產生於精，又能化生精，變生神的功能活動。

神　是人的思維及意念活動，亦是精、氣的外在表現。所以，精、氣、神雖名稱不同，但三者卻互相依存，互相促進。精的生化有賴於產氣的活動，氣則產生於精。精、氣的共同功能體現為「神」，所以我們練氣功關鍵是通過調息養氣，動靜相兼，調整全身的氣血、經絡神經、筋肉、皮膚等各種功能。

精、氣、神三者是互為關聯，互為發展的。精滿是根本，氣充是動力，神旺是主導。凡練功者如能堅持鍛鍊，持之以恆，定能達到固元強神，防病健身的效果。

第二節　練功五步功

㈠預備式

本功法採用五種動物的特異姿勢，即龍、鳳、獅、猿、熊等。其練功宗旨是將意念集中到天地合一，我在其中，守神抱一，靜中練氣，動中練形；以有病治病，無病健身為準則的少林五形導引練功方法。

練功前必須自然站立，全身放鬆，神凝氣和，兩腳分開與肩同寬，腳尖內扣，腳趾抓地，腳心懸空，屈膝坐胯，圓襠收腹，谷道上提。含胸鬆肩，兩臂下垂於兩體側，手心向裡，兩目內視，舌舔上顎，意念隨形，自然呼吸。自然調息，呼吸要深細，均勻綿長，將氣息納於腹中。腹中氣實後，則有氣感傳身，貫通血脈，手是最先得氣的，得氣時，手心手指均有熱、脹、麻的感覺。特別是手指尖有針刺一樣的麻感，這是腹中氣實，通過指梢得氣的體驗。初練功者得氣的時間稍長，大約要在十五至二十分鐘。練功時取倒八字步，背靠陽光（亮）

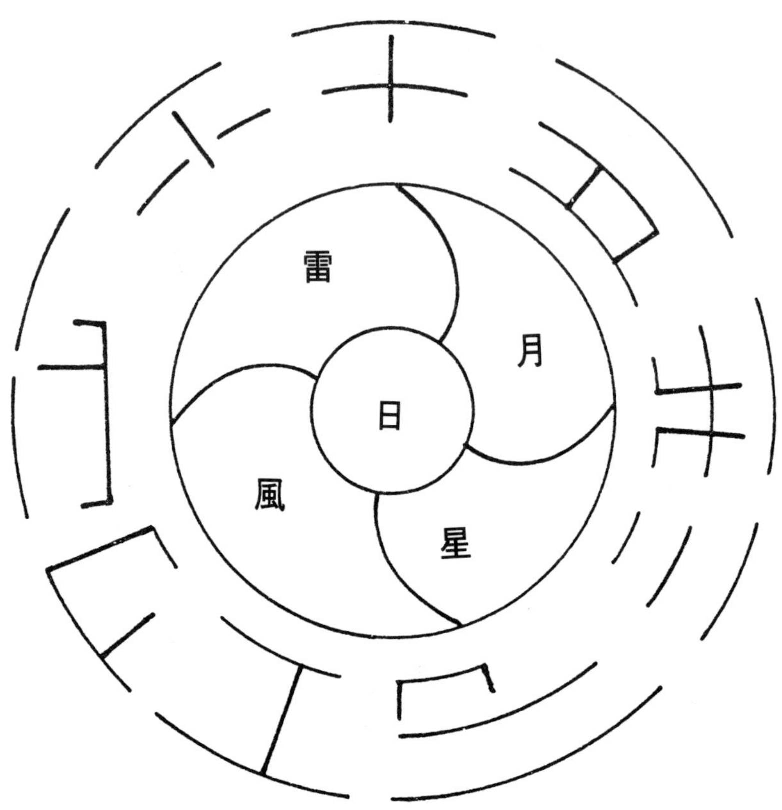

圖14　少林五形導引氣功示意圖

或背靠北方位，可取上午背靠東方，下午背靠西方等方位，如同足踏五形圖（見圖14）。

㈡練功要領

練功時應擇晨起空氣清新時進行鍛鍊。調整姿勢後，採用自然呼吸，站功每次應練十五至三十分鐘，坐臥功每次應練三十分鐘。練功進展順利時，可增加練功時間。練功時，將氣引到丹田，這是第一步。以意行氣法，首先必須排雜念，心意集中，須用數息法（默念呼吸次數），予以調整。慢慢使精神和意念稍靜，即全身放鬆後，隨意自然呼吸四十二次，即感口腔唾液增多，可用意識送下丹田，氣必隨之而入，自然呼吸至六十四次時，須隨意縮腎、提肛，任其提鬆自如，此乃可固元換氣，使呼吸勻、細、深長、自然下行。呼吸至八十次以上時，再將口中津液分兩次咽下。以意沉入丹田，再用意守丹田（臍下氣海穴），這就是以意行氣，氣順則生津，津能補血，血旺則添精，精足則氣足，氣足則強身的道理。

練功三周，則氣血貫通，經絡疏暢，體質日強，中樞神經，大腦皮層功能得到保護性的抑制、休息和調整，則呼吸系統、循環系統、消化系統等各種功能亦必加強，全身毛細血管亦必通順舒暢。實踐證明，氣功對高血壓、心臟病、失眠、便秘、腸胃病、糖尿病及神經官能症等均能收到減輕或治愈的功效。

練功至三個月以上，丹田氣運轉自如，隨腹部呼吸可以練成逆腹或丹田呼吸，此時能自發內氣（即真元之氣），運行全身，達到引氣入灶，運氣到手（或某部位），再給患者進行按摩、點穴、導引等治療。同時，還可用於自我保健治療，以達到解除疾患和健身的目的。

㈢練功方法

本功法概括為站、坐、臥、動功等四種方法。根據練功循序漸進的要求，本功法分為練功五步功。第一步，得氣功——陰陽樁；第二步，內動功——三圓樁；第三步，丹田功——

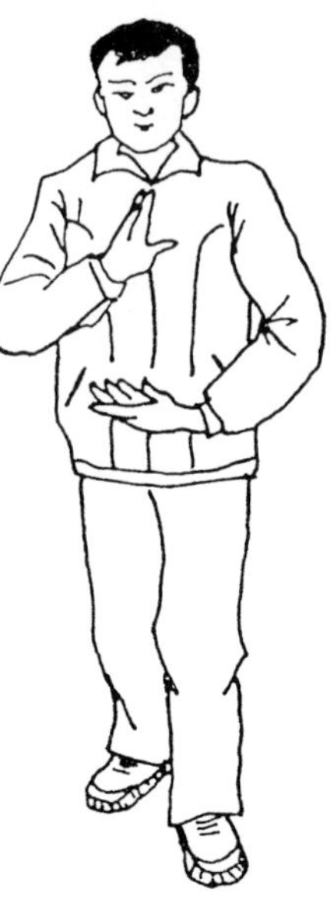

圖15　陰陽樁

丹田樁；第四步，自然坐臥功；第五步，五形導引動功。現分別介紹如下：

第一步功　得氣功（陰陽樁）

㈠接預備式　全身鬆靜，自然站立，兩臂伸直，兩手緩慢提至胸前，右手掌直立，指尖向上，掌心向左，左掌心向上，托在臍部丹田處。將右腳開始向前跨一虛步，膝關節伸，腳面貼地，腳尖抓地，左腿彎曲，腳面貼地，上體維持正直，重心放在右腿上，一般為三至五分鐘，再將手勢與腳步交換，重複三至五分鐘即可（見圖15）。

㈡意與息　自然呼吸，逐漸將意念與呼吸沉入丹田處，運用丹田腹式呼吸進行練功。

㈢練功作用　久練此功將增加丹田內氣，兩掌氣感強，同時加強上虛下實的功夫。其功效是吸天陽，補元氣，得到醒神、健腦壯體、增智能的作用。適用於發功者鍛鍊，又能改善各種慢性病引起的下肢無力症狀。堅持鍛鍊可增加下肢力量，也可改善胃腸功能及開發腦智力。

㈣適應症　本法適用於增強丹田內氣，得氣快，主治一些慢性病，胃腸功能紊亂和下肢軟弱無力症。

第二步功　內動功（三圓樁）

㈠**接預備式**　將右腳向右邁一步（約大馬步），兩膝屈曲下蹲，收腹、鬆肩，隨之將臂及手提至胸前，再往外展，兩臂撐圓，兩髖、膝、腳呈圓形，兩手五指分開呈弧形。要做到：①頂天立地，即練功時，意想頭頂百會上懸，足踏實地；入氣功狀態時，上納乾陽，下服坤陰。②守神抱一，即：全神貫注，不能走神，不能想功外事，不能急於求成。要在靜心守神之中練功。只有這樣才能悟察真氣，循經導氣，通調竅脈。③氣息居丹，即採用氣息在腹，運行丹田（氣海），虛胸實腹，調息的順逆腹式方法呼吸。④天地人合，即以神、形、息合身法。合神靜心吸清陽，以合理滿足血液流通的需要；合形形歸於氣，運化中焦升清陽，降濁陰，胃納水谷精微之氣，以合理充實臟腹所需的營氣，使四肢五體精力旺盛，新陳代謝和調平衡；合息是指合理調整自身呼吸的生理規律。總之，是採用調整呼吸的特殊作用，將天陽清氣，地陰水谷之氣，同自身先天的元氣相合理順，練成自身固有的真元之氣，以強身祛病，延年益壽。⑤精氣神合，這是練功與養生的三寶。精，為人體精髓血液；氣，為人體先天元氣，臟腑經絡之氣和後天呼吸之氣，營納水谷之氣；神，為人體元神。精氣化神，形體運神和情志顯神，精氣神都是人體生命活動的物質基礎。對於修煉養生者，必須通過特定的練功方法，把精氣神合為一體。使其互生互運、互養互用，混元合一成為人體之寶，即混元之氣，或真元之氣。做到上述五點為指導思想，與此同時以意領悟體驗到，足踏五形圖，雙臂合抱五形圖，頭頂五形圖，然後再將意氣力運至丹田（氣海穴），每次練習五至二十分鐘（見圖16）。

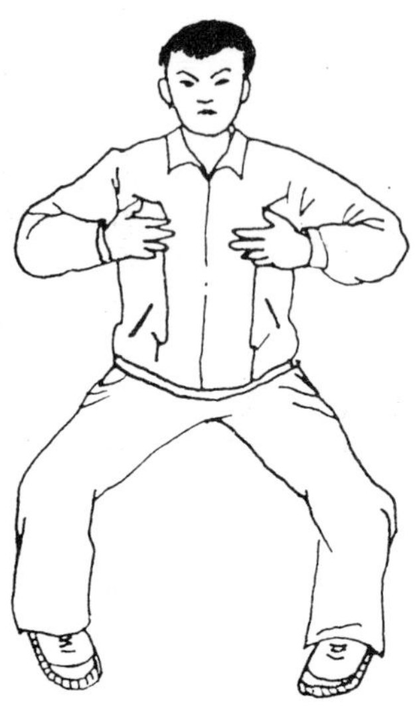

圖16　三圓樁

㈡**意與息**　練功時以五意、五氣為準則，採用自然呼吸方法進行。

㈢**練功作用**　練此功周身通氣快，它根據天、人、地五形的練法，將人體內精、氣、神貫通，激發體內潛在功能。又具有服地陰，補元氣，可滋腎潛陽，壯骨固髓，生養精氣。所以，練功者將會出現熱、輕鬆、舒暢、輕飄自如之感。此時，可隨意排除體內濁氣，會出現五顏六色、光環等現象。此功乃有利通周天，開天頂，健身祛病。

㈣**適應症**　用於通周天及增強內氣的鍛鍊，適用於各種慢性病者的鍛鍊。

〈注意〉：此功與一般氣功不同，它開始以地、人，天為宇宙，來調整練功姿勢。兩腳穩踏於五形圖，所以，不易出現偏差，當周身有熱氣、輕鬆，飄浮晃動感時，即刻以五意五氣為準則，集中排濁氣或補內氣等方法，隨後進入第三步功。

第三步功　丹田功（丹田樁）

㈠**接預備式**　兩手分別交叉（男者以右手心壓左手背，女者為相反）貼於下腹部。兩腿屈膝下蹲（約一三〇度），身體正直，兩腳站成倒八字步，也可在第二步功姿勢的基礎上，將腳變成倒八字步。將兩手掌合貼於下腹部（丹田處），手心照腹，以五意五氣為準則，內視運轉，先前後導氣，再右左、上下方向旋轉五十至一百圈（見圖17）。

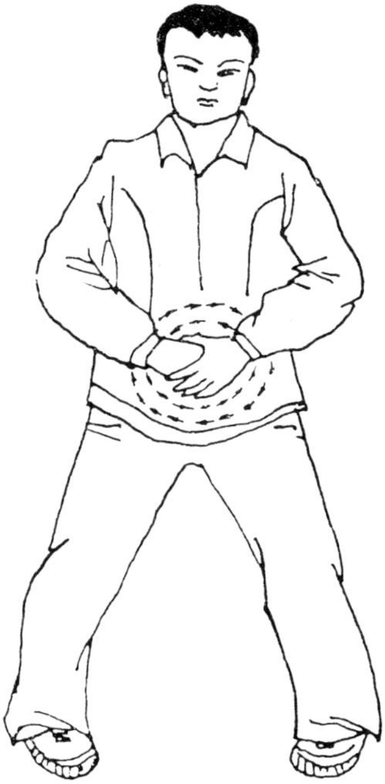

㈡**意與息**　練功時身體要正，心要安靜，胸腹肌要鬆沉，以五意五氣為準則自然呼吸，以意導氣，以達到內外兼練的功效。

圖17　丹田樁

㈢**練功作用**　此功具有養氣壯元，增強內氣，健身祛病的作用。

㈣**適應症**　此功適用於內臟血液循環不良，胃腸功能紊亂，胃痛患者鍛鍊。

■**關於坐臥功的一些基本知識**

古今中外，練功養生，種類

繁多，練法各異，功能奇妙，各有所長，但共同目的是：達到健身祛病，延年益壽。現先概括介紹有關靜坐臥功的一些基本知識及練法與作用特點。然後再重點介紹我所體驗及主張的四種練法。此種練法，非一般化，四步連環，合為一體，站盤坐臥，一抱丹法，二平陰陽，三強內丹，四養修煉。

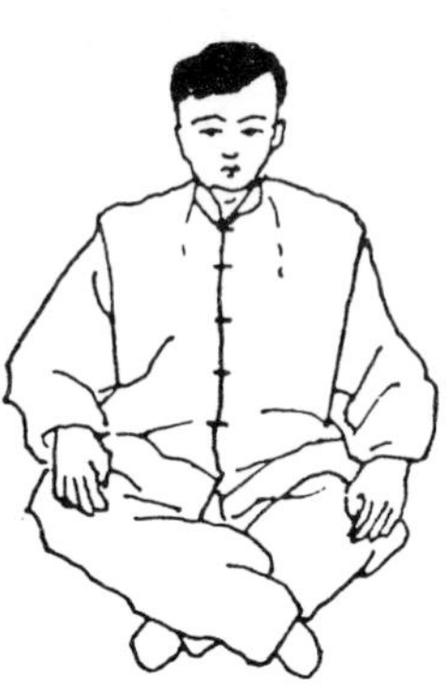

圖18　壓膝盤坐法

(一)關於坐墊選擇及製作

練靜坐功需選擇合適的坐墊（或椅子），四十公分見方或直徑四十公分的圓軟墊即可，厚十五至二十公分。

(二)關於腿的姿勢及要求

坐在合適的坐墊（椅）上，壓膝盤坐，即右腳（或左腳）曲小腿，把腳放在左腳（或右腳）的大小腿上面，另一腳曲小腿置於另側的大小腿下面（見圖18）。這是最基本的靜坐功法，適合於一般練功養生者運用。此法比較簡便、舒適，容易使氣血暢通，通經活絡，是養生健身，祛病延年的得氣導氣的功法。

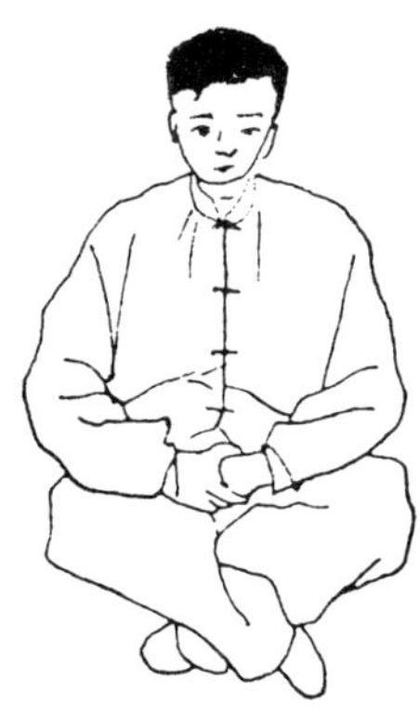
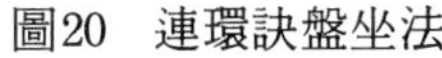
圖20　連環訣盤坐法

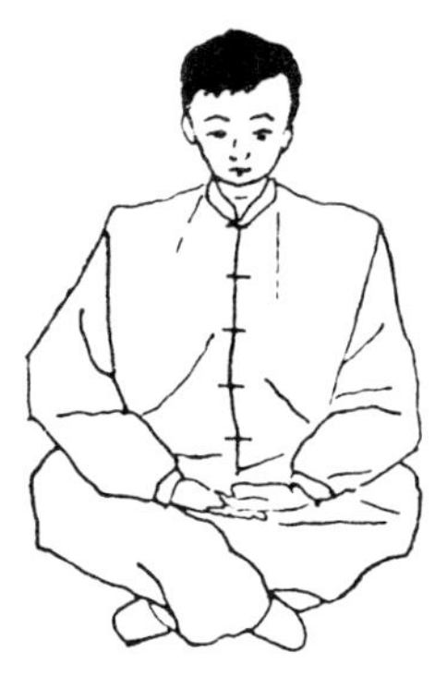
圖19　疊手盤坐法

㈢關於手的姿勢及要求

①兩手分放在兩膝部上面，手心向下，五指微分，即稱為壓膝盤坐法（如圖18）。

②兩手重疊，手心向上，左手的手背貼放在手掌勞宮穴處，手指放鬆，平放在小腹前，即疊手盤坐法（如圖19）。

③用右手大拇指掐按左手內勞宮穴，其餘四指放在左手背上，左手大拇指尖掐在左手無名指根部的子訣上，其餘四指貼在右手掌心上，即手掐子午連環訣盤坐法（如圖20）：

④兩手平放在兩大腿平面上，手心向上，手掐子午訣。即左手大拇指頭掐在無名指根部的子訣上，其餘四指自然舒放，右手大拇指頭與中指尖相對掐午訣，其餘的三指自然舒放；稱為手掐子午訣法。

⑤左手在胃脘（氣海穴）處手心向上掐子訣，右手在胸前（膻中穴）立掌，食指指天掐午訣，守乾坤

，稱為手掐子午乾坤訣盤坐法（見圖21）。

上述五種練法以調節心身、活氣血、通經絡。是多病體弱，氣虛和老年養生者常用的妙法。但必須因人、因病、因體質、因精神意識清楚者辨證選用。

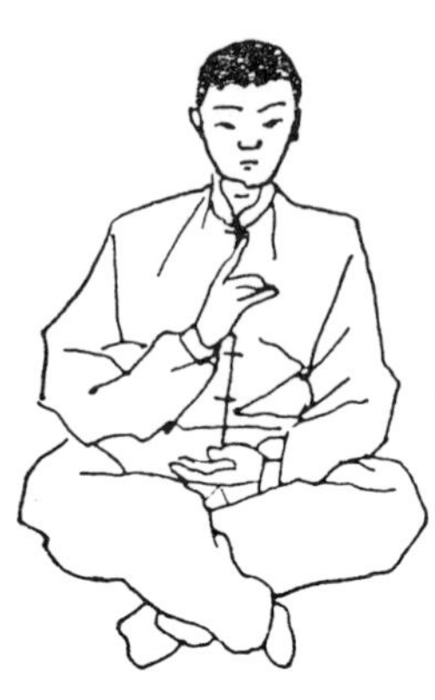

圖21　子午乾坤訣法

㈣關於身體姿勢及要求

凡習練靜坐方法者，要注意身體形態的調整，做到身正形舒，不僵不板，不前屈後伸，即不前俯後仰，頭正頸直，頂心上懸，脊背上拔，臂部下坐，形態自然，四肢舒鬆，兩肩下沉，兩肘微開，鬆腕舒指。最後達到頭、頸、肩、胸、背、腰六正；氣息順，意合形，要適度。

㈤關於五官姿勢及妙用

所謂人身到處寶，五官相合妙用多。人體五官按練功術語稱為「七竅」，即口、鼻、眼、耳、舌。

①口合扣齒津液潤；

②舌舔上顎通督任；

③鼻通呼吸調自然；
④眼閉目視照腹中；
⑤耳為心通除雜念。

具體說就是：

①口型輕輕地合唇扣齒，是為增加口腔內的唾液分泌，起固齒生津液的作用。古人養生者主張人要早臥早起，靜坐叩齒攪海三十六次，然後將口內津液漸漸咽入丹田（氣海）以補真元之氣；

②舌舔上顎，是為了接通任督兩脈，以搭橋通竅；

③鼻吸鼻呼是為了調息過濾，以攝取大自然之新鮮空氣，通過調息轉化入氣海，起到勻細深長，自然順氣，淨化氣質的作用。

④眼要垂簾露縫，輕閉雙眼，這是養心安神，靜心練氣，健體增智能的重要途徑；

⑤耳聽氣息是排除思想雜念，靜心悟察氣感的有效方法。

第四步功　自然坐臥功

坐功以自然端坐抱丹法，自然陰陽掌盤坐法鍛鍊。臥功以仰臥強丹法，側臥養生法鍛鍊。練坐臥功的姿勢，要根據自己的病情、體質與環境靈活運用。現分別介紹如下：

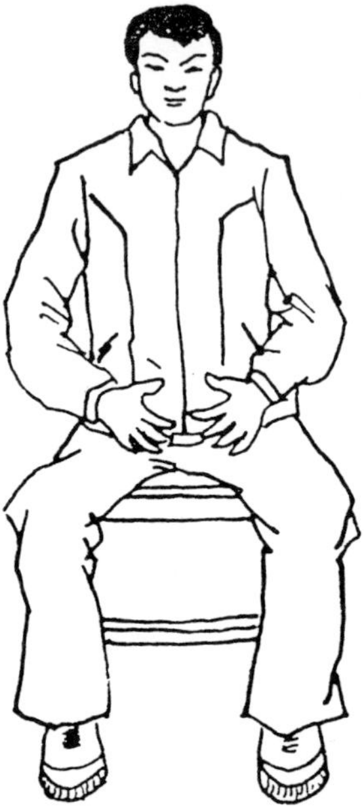

圖22　自然端坐抱丹法

㈠自然端坐抱丹法：

①**練功姿勢**　平坐凳上，體鬆頸直，頂心（百會穴）朝天；兩腿分開，與肩同寬，兩腳著地，足尖內扣，腳心有懸之感。兩臂自然放鬆，置於大腿上，兩手五指分開，呈虎爪照射在下腹部，然後進行腹部丹田呼吸運氣法，先前後呼吸，上下、左右旋轉鍛鍊。當腹部有熱感時，再隨意將氣沿任督二脈溝通運轉，以達通天之法。每次練功三至五分鐘即可（見圖22）。

②**意與息**　練功時以意領氣，先自然呼吸，鼻吸鼻呼，深細均勻，呼吸在腹，逐漸引入丹田呼吸法，並於腹中聚氣，腹中氣實，氣隨意運行，以利通周天法。

③**練功作用**　自然端坐抱丹法是配合早春陽氣開發的養生法，功效是練氣扶元壯體，一般在晚上入睡前練功最佳，因為入睡前是大氣回收時節，人體內部臟腑精氣也在伴隨大氣回歸，此時屬安神養氣的時候，這時練功適合於人體收降的客觀規律。練此功法有養身安神，

增加內氣的作用。

④**適應症**　此功主治神經衰弱、胃腸功能紊亂及多種慢性疾病，也可用於養生與長壽的鍛鍊。

(二)自然陰陽掌盤坐法：

①**練功姿勢**　坐在合適的坐墊上，右腳（或左腳）曲小腿，把腳放在左腳（或右腳）的大小腿上，另一腳曲小腿置於另側的大小腿下面。練習時，男性以右手掌心壓左手掌背，左手掌心貼在腹部（丹田處）。女性的手勢則與男性相反。然後，開始腹部丹田呼吸運氣法，以左右、上下旋轉運氣方法鍛鍊，當腹部有熱感時，再隨意將氣沿任督二脈運行，以通周天。最後再換手勢。以右立掌，左托掌，運氣目視右指尖，內視左勞宮穴，協調上下，左右陰陽平衡。每次練功十五至二十分鐘即可（見圖23）。

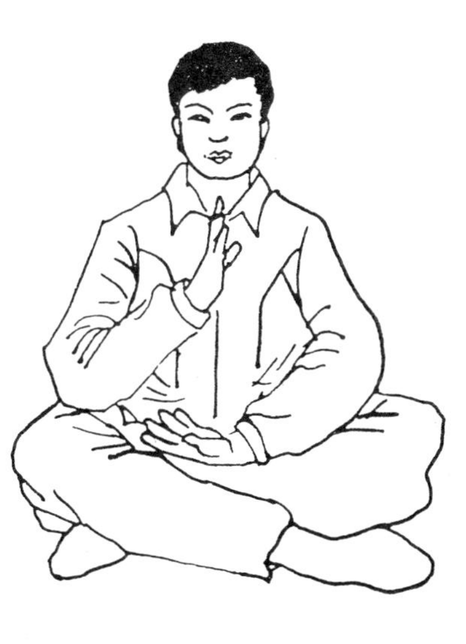

圖23　自然陰陽掌盤坐法

②**意與息**　以丹田運轉隨意呼吸方法練

功。

③**練功作用**　練習此功法是以靜中練氣，安神養氣，健身保氣。在晚間練習，須心靜安神，真氣歸身，不能有意去鼓運陽氣升發，而要引陽入靜而合陰，使陰陽平衡。此法氣息強，功效大，具有強內功、增內氣、健其身的作用。

④**適應症**　用於防治神經衰弱、失眠、胃痛及多種老年慢性疾病。也可用於養生與長壽的鍛鍊。

㈢自然仰臥強丹法：

①**練功姿勢**　身體放鬆，排除雜念，仰臥床上，兩下肢自然平伸，兩上肢放於體側，兩手合貼在下腹部，合唇叩齒，舌輕舔上顎，頭頸部墊枕適宜（見圖24）。

②**意與息**　練功時應以順氣自然平穩呼吸法，以意導氣，先以鼻息法，再運用腹部呼吸法，或丹田腹式運息法。

③**練功作用**　本功法適應於多病氣虛，老弱無力的患者和老人習練，用以養心安神，養心歸肝，扶元壯體。長期習練具有增強內氣，使全身放鬆，消除疲勞的作用。

④**適應症**　用於醫治神經衰弱、失眠及各種慢性疾病，增強體質。

㈣自然側臥養生法：

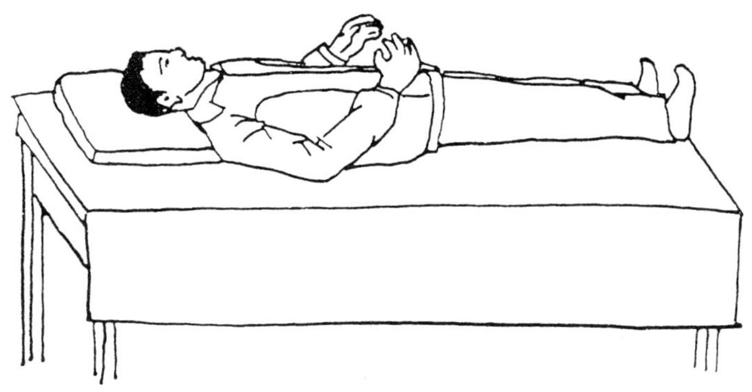

圖24　自然仰臥強丹法

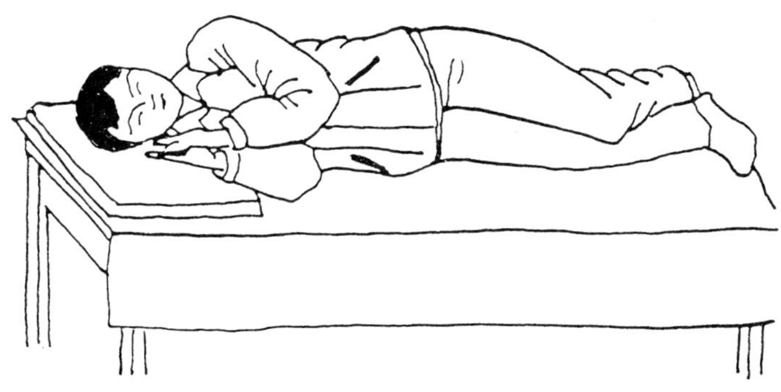

圖25　自然側臥養生法

①**練功姿勢**　一般採用右側臥，頭頸部稍墊高枕，頸至肩部墊舒適，頭部向前，右手臂彎曲置於枕上，右手掌心向上，左手自然貼放在右手上（見圖25）。合唇叩齒，舌輕舔上顎，兩眼微閉或內視丹田，心平氣和，排除雜念，每次靜臥十至十五分鐘。

②**意與息**　以意引氣，自然呼吸，逐漸有呼吸在腹的感覺即可，也有意想心靜、身熱、清爽等某些感覺。

③**練功作用**　與仰臥功相同。

④**適應症**　用於醫治神經衰弱、失眠及一些慢性病，增強體質。

關於練坐臥功的注意事項：

①練功時應寬衣鬆帶，摘去手錶手飾，以使氣血暢通無阻。要心靜鬆體，呼吸自然，隨意調息，隨意導氣。

②練功時間的長短，要根據各人病情、體質和環境而定。如站坐臥時，以兩腿有酸麻脹痛為度。如有不適，要休息，待不適緩解後，再繼續練功。切勿過度，過度易傷筋耗氣。

③功前淨身。即洗浴洗漱和大小便等。

④飲食起居有節，不貪吃過飽，禁食有刺激性的食物。飽餐與飢餓時不能練功。每日要堅持早睡早起，堅持練功。要有足夠的睡眠。

⑤要在環境幽靜空氣新鮮，沒人打擾的地方練功。

第五步功　五形導引動功練法

㈠**預備勢**：自然站立，全身放鬆，兩腳尖內扣，兩臂下垂於兩體側，手心向裡，雙眼向前平視（見圖26）。

㈡**練功要領**：詳見第一步功的預備式。

㈢**練功方法**：本功法分為五種練功法，它包括青龍探爪、鳳凰展翅、獅子推球、猿猴獻果、黑熊出洞等五種勢子。現分別介紹如下：

圖26　預備式

第一勢　青龍探爪

㈠**練功姿勢**：上接預備勢，站成馬步（或虛步），再將腿自體側向前邁步，膝關節伸直，左腿彎曲呈九十度，站成虛步，再收回右手掌貼於脇下，右手掌呈龍形掌向前推導。然後再交換步伐與向前推導，重複進行八至十六次（見圖27）。

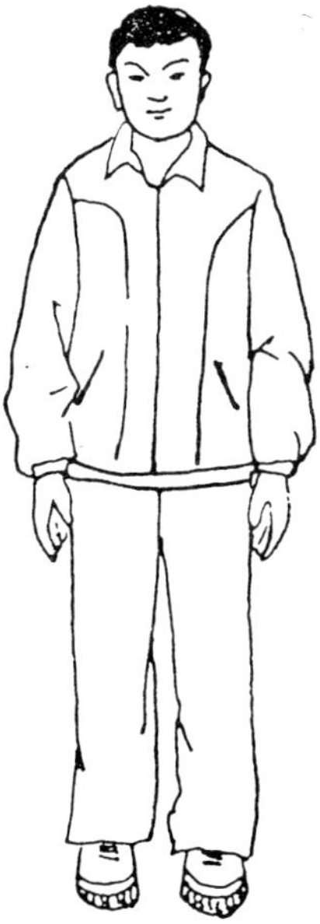

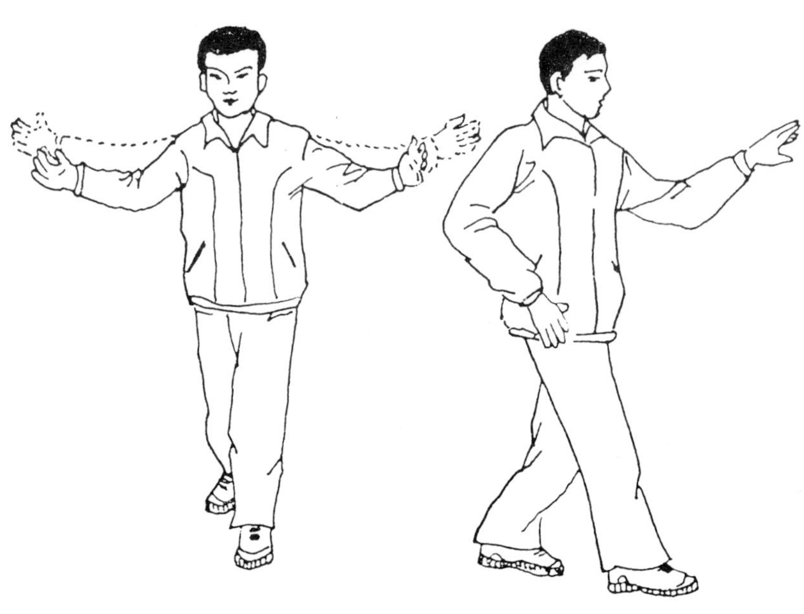

圖28　鳳凰展翅　　　圖27　青龍探爪

㈡**意與息**：以意引氣，目視前導向前推時呼氣，內收時吸氣。

㈢**練功作用**：按天五行為日，地五行為金，人五行為心之理。具有調心安神，增加四肢活動功能。

㈣**適應症**：用於增強心功能，防治神經衰弱、失眠、煩躁易怒等病症。

其作用機理是：手前推時，氣、力、勁由丹田而出，即內氣外放，經手三陰經達掌指，收手時則外氣內收，經手三陽經而回。練功時氣的信息能量增大，內外氣的交接循行大大增強，久練則氣大、神旺、精滿。

第二勢　鳳凰展翅

㈠**練功姿勢**：上接預備式，站成

虛步（或馬步），再變成左腳前虛步，重心移至右腳，兩手變成弧形，再擴胸、前後擺動，如鳳凰展翅。手勢隨虛步交替運行。重複八至十六次（見圖28）。

㈡**意與息**：意隨動作，氣隨意，開為吸氣，合為呼氣，自然順氣呼吸。

㈢**練功作用**：按天五行為月，人五行為肝，地五行為木之理，主要是疏肝理氣，有助於調整陰陽，增氣、練胸部肌力。久練自然能運氣點穴與導引行氣。

㈣**適應症**：用於增加肺部功能鍛鍊；適用於肺部及上肢關節疾病者習練。

第三勢　獅子推球

㈠**練功姿勢**：接預備式，站成虛步（或馬步），將前推的兩掌變成兩手如抱圓球前推動作，再做收回動作。重複八至十六次（見圖29）。

㈡**意與息**：練功時以意引氣，隨勢運行，向前推時呼氣，收回時吸氣。

㈢**練功作用**：按天五行為星，人五行為脾，地五行為水之理，主要是調節脾胃。它的作用機理是，習練本功法時氣的走向是以足為根，腿推腰，腰推肩，肩推臂，臂推手，要求將內氣運至雙手，經手三陰經而發，由手三陽經而回。久練可增強肩、臂、掌、指的勁力，加強內外氣的交換，增大氣量，達到能以雙掌發氣的目的。

㈣**適應症**：用於治療頸椎病，肩周炎及上肢關節疾病，同時可改善胃腸功能及下肢功能。

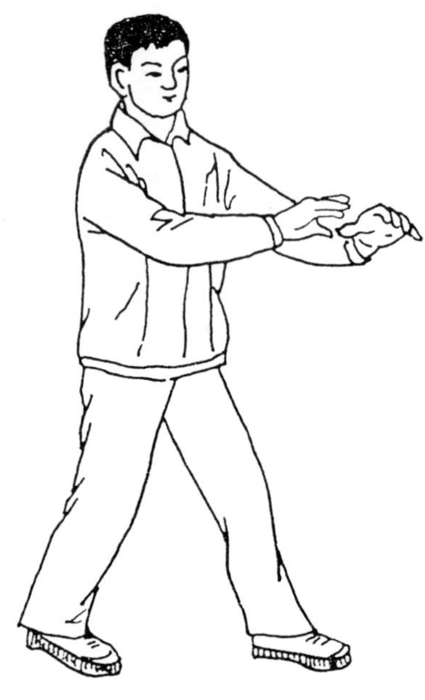
圖29　獅子推球

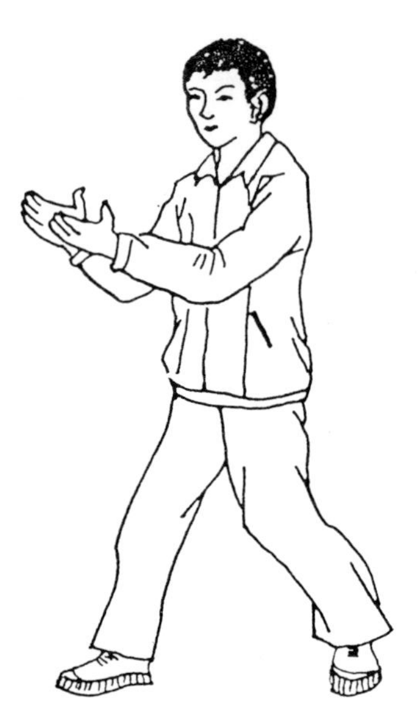
圖30　猿猴獻果

第四勢　猿猴獻果

㈠**練功姿勢**：上接預備勢，站成馬步或虛步，兩手順體側外展，再變成內勢，然後將兩掌向前上托。重複八至十六次（見圖30）。

㈡**意與息**：練功時須將意念與呼吸隨動作進行。上托為呼氣，收手動作吸氣。

㈢**練功作用**：按天五行為雷，人五行為肺，地五行為火之理，主要是健理肺氣。其作用機理是：當兩上肢外展內合時，有助於擴胸，背部肌肉韌帶亦受到牽拉，脊髓也因身體前傾擴胸，使內氣由下而上貫通督脈，放鬆回收時，內氣可循督脈而回。這樣，長期鍛鍊可增加內氣、督脈與任脈自然通暢。

㈣**適應症**：用於心、肺部疾病、改善胸部的血循環等。

第五勢　黑熊出洞

㈠**練功姿勢**：上接預備勢，先站成虛步或馬步，左腿前伸，腳底貼地，右腿屈曲，重心落於右腳，右臂伸直，掌前推，左手放於腰部（腎俞穴）。然後再換成右腿前伸，左腿屈曲，反覆練習八至十六次（見圖31）。

㈡**意與息**：練功時，集中思想，意念隨呼吸進行。掌前推時為呼氣，收回時吸氣。

㈢**練功作用**：按天五行為風，人五行為腎，地五行為土之理。主要是強腎固本。

㈣**適應症**：用於鍛鍊後丹田功夫，防治腎病、腰腿痛等病症。

收功方法

每勢動作練完後，可將兩手掌心向上托至胸前膻中穴處，翻掌心向下按，從胸前經腹部將氣沈丹田，然後將兩手緩緩放於體側，重複六至八次即可（見圖32），全身放鬆散步片刻即結束。

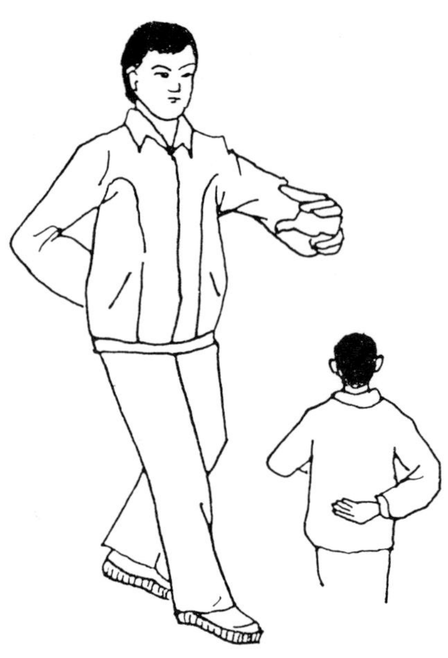

圖31　黑熊出洞

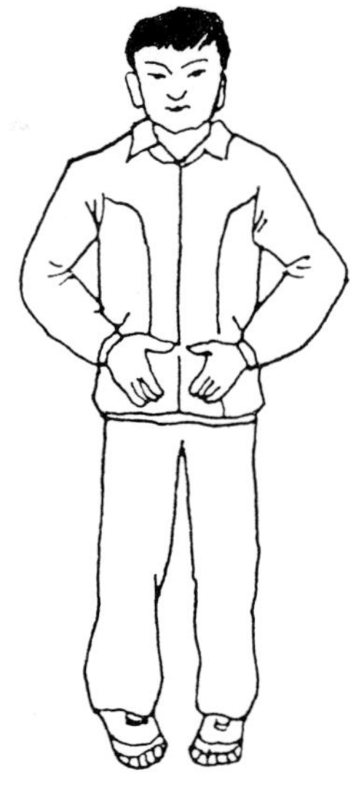

圖32　收　勢

第三節　少林五形氣功導引手法

此功法主要用於氣力導引治療，是黃氏氣功療法的臨床實踐及經驗總結。主要是五形掌導引法，二指禪導引法，一指禪導引法，目視導引法，意念導引法等五種。現分別介紹如下：

一、五形掌導引法

㈠**定義**：以練五形導引氣功為基礎，或練氣功有素的氣功醫師，掌上的氣力、功力強，能夠達到內氣順掌外放。再作用到患者治療部位或穴位上，以達到治病與健身作用，稱之為五形掌導引法。

㈡**作用**：採用五形動功的功法進行鍛鍊，能將丹田氣運行至手掌及指尖，再作用到患者經穴上，以治病健身。適用於防治有關疾病，採用五形氣功導引治療，又具有增加掌、指、腿力的作用。

㈢**注意**：

1.必須堅持練功，才能達到健身治病的目的。

2.氣功醫師練功時，以運氣於手掌為主，患者則強調鍛鍊以每個動作為主。

3.氣功醫師練功時強調意守丹田，發功導引時注意掌心含空。此時練功或導引治療則氣感強。

二、二指禪導引法

㈠**定義**：練功有素，指上功力大的氣功醫師，在臨床氣功治療時，能將氣運行於二指尖（食、中指尖），用以氣功點穴或超距氣功導引治療的方法，稱為二指禪導引法。

㈡**作用**：採用少林點穴功或外丹功將丹田氣運行至劍指再作用到患者經穴上，以達到治病健身的目的。適用於內科有關疾病與氣功點穴導引治療。

㈢**注意**：

1.必須練功有素，掌握少林氣功點穴技術，勿傷患者。

2.操作時，穴位須選擇準確，對症治療。

3.氣功醫師自身要注意保護指力、氣力。

三、一指禪導引法

㈠**定義**：練功有素，指上功力強的氣功醫師，在臨床氣功治療中，能將內氣運行於手指，用以氣功點穴或超距氣功導引治療的方法，稱為一指禪導引法。

㈡**作用**：採用少林點穴功及五形氣功，將丹田氣運行至單指，再作用到患者經穴上，以達到治病健身的目的。適用於內科有關疾病與氣功點穴導引治療。

㈢**注意：**

1.須有一定功力、指力掌握氣功點穴技術，勿傷患者。

2.對症治療，選穴要準。

3.氣功醫師自身要注意保護指力、氣力。

四、目視導引法

㈠**定義：**練功有素或專練運目功、眼功等，能內氣外放的氣功醫師，在治病過程中，採用以意運氣到雙目，以目視發功，再作用到患者的經穴上或病灶部位，以達到健身治病作用，稱為目視導引法。

㈡**作用：**採用運目功或其他眼功將丹田氣運行至眼部，再作用到患者的經穴上或治療部位，以達到治病健身的目的。適用於某些傳染性的慢性疾病，或害怕接受治療的煩躁患者。

㈢**注意：**

1.氣功醫師須堅持練功，以增加功力。

2.患者必須要心靜、信氣功、易接受，效果才好。

3.此功法易傷神，降低視力，所以氣功醫師需慎用。

五、意氣導引法

㈠**定義**：練功有素，能將內氣外放的氣功醫師，在治療疾病的過程中，能達到高級階段時，即指不用手掌或手指發功治病，而是在大腦高度集中下，運用意念導氣發功，再作用到患者經穴上或病灶部位，以獲致治病健身作用，稱為意氣導引法或信息遙控法。

㈡**作用**：一般有較高功力的氣功醫師或特異功能者，能採用超距發功治療病人。如運用意氣發功時的距離有幾公尺至幾千公尺或更遠些。以達到遠距離治療作用。常用於診治疾病或組織集體授功，形成人體磁場效應。

㈢**注意**：

1.治療時，要注意選擇時間、方位。

2.注意患者或接受對象，是否經絡敏感，相信氣功，或自己練功，或依賴氣功治病等心理因素與意氣導引法有密切關係。

3.本法以意氣導引，作者體驗它易傷腦、耗神、耗氣、耗能量，因此，行此功者必須謹慎並注意練功和適當補充營養，希望盡量少用此法。

第四節　少林五形功得氣法

少林五形導引氣功的得氣新方法，是指練功有素的氣功醫師，首先要掌握以五形為指導的練功方法，以五意五氣為悟法的特定技能，才能以氣功點穴、按摩，氣功導引等方式，為病人治療疑難症。凡學此法者，要求懂醫理，講科學，才能給人治病。不懂醫理，不講科學，禁止為人治病，但可自練健身。得氣方法的特點是練功者運用採、貫、導、聚、布氣的方法，現分別將每節採用的道理、方法、功用介紹如下：

一、採氣法

採氣法　是指練功時通過特定的練功方法，以採大自然之氣，來調補人體之氣，強身壯氣，延年益壽。

〔**道理**〕練功時必須與天人合一理論相結合，即以吸天陽，補元氣為理。

〔**方法**〕選擇少林五形導引氣功中的得氣樁為特定的練功方法。在此基礎上，再採用兩手掌托天按地的練功方法，將五意五氣運其中，以達到上採天陽清氣，中吸食水谷之氣，下接地陰（湧泉）之氣，使三氣混之合一。

〔**作用**〕有醒神清目、健腦、強身壯體、開發智能，延年益壽的作用。

二、貫氣法

貫氣法　是指練功者通過特定的練功方法，以將自然之氣，全神貫注入丹田，來調補人體之氣，起強身健體延年益壽的作用。

〔道理〕練功時必須在天人合一理論指導下，以採吸天陽之氣，調補人體內氣為理。

〔方法〕選擇少林五形導引氣功中的三圓樁為特定練功方法。練功時要足踏五行，雙臂合抱五行，頭頂五行，以五意五氣運其中，天人地合，全神貫通，氣息入丹田。

〔作用〕天人地相合，經通氣貫身，有服地陰、補元氣，滋腎潛陽，壯腎固髓，生養精氣的作用。

三、導氣法

導氣法　是指練功者通過特定的練功方法，以達到通達梢，壯筋骨，導氣血，導引行氣的導氣法。

〔道理〕練功時必須以五意五氣運其中，導氣必有氣，有氣必練養，丹田方有氣，助導引行氣的道理。

〔方法〕選擇少林五形導引氣功中的丹田樁為特定的練功方法。還可在採用丹田樁基礎上，將左右手左右拉開一定距離，進行指與指，掌與掌，內勞宮與內勞宮導氣或拉氣，還可進行右手指或掌在前上方，左手指或掌在下方的導氣或拉氣，然後反過來反覆練習六至九次即可。

〔作用〕以導引行氣，是內外兼練，壯丹田氣，能起增強內氣，健身祛病的作用。

四、聚氣法（或得氣法）

聚氣法　是指練功者通過特定的練功方法。以練、養、運、保氣等方法，達到聚氣得氣的方法。

〔道理〕練功時必須通過練氣、養氣、運氣、保氣等方法，也要以五意五氣運其中，才能達到聚氣、得氣的道理。

〔方法〕選擇少林五形導引氣功中的基礎功，以強丹田氣，及練功五步中的三圓樁、丹田樁等功法，這些功法有理論，有實踐，得氣快，聚丹田氣也快。方法簡單，只取一種方法，持久鍛鍊，方能得法。

〔作用〕具有得氣快，而選擇練習，運行於周身、調氣達百脈，通經氣達梢。起健身強身，防治疾病，延年益壽的作用。

五、布氣法

布氣法（又稱內氣外放法）　是指練功者通過特定的練功方法鍛鍊，使人體體質及內氣增強。練功有素的醫師，能將內氣運行於身體某些特定的穴位發放出來，稱之內氣外放法，又稱布氣法。

〔道理〕凡應用氣功治病醫者，必須通過「內練一口氣，外練筋骨皮」的氣功鍛鍊。能將內氣外放，在接觸或不接觸患者軀體的情況下作用於患者某穴位或部位，使患者體內感受到酸、痲、脹、熱、涼、沈重等感覺，乃至軀體運動（稱為得氣感），從而達到治療疾病的目的。

〔**方法**〕選擇少林五形導引氣功中的五形動功功法進行鍛鍊，並將五意五氣運行始終。只有堅持鍛鍊，增強體內丹田之氣，才能使內氣外放的方法。

〔**作用**〕具有疏通經絡，調和氣血，扶正袪邪，增強免疫力，使機體的興奮與抑制協調有序化，以利於增強體質，開發智能，延年益壽。

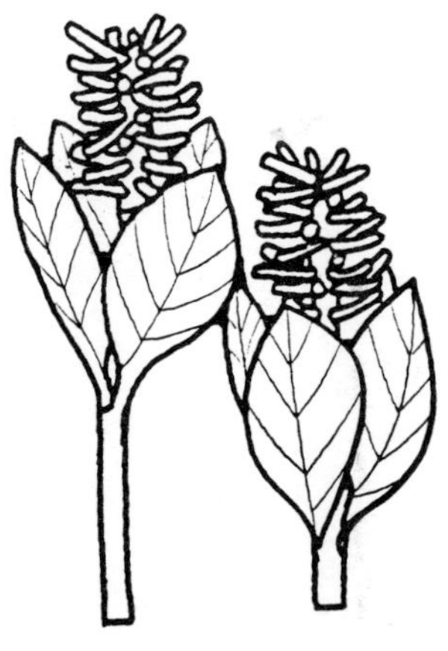

第三章　養生療法知識精粹

本章主要介紹古今中外養生療法，供讀者學習研究與健身的借鑒。

1 什麽叫養生學？

養生學，是指研究如何使人們能以健康正常的身體狀態，活到自然壽命限的理論，並將這種理論用之於健身實踐的科學。其主要精華和特點，即依據《素問‧上古天真論》中所指出的那樣，使之「春秋皆度百歲，而動作不衰」。意思是指人們養生健康，就須堅持春夏秋冬鍛鍊，方能活百歲，而動作不衰。養生特別是對老年人更為重要，而中、青少年，則應從小練起，並在平時生活中注意防病與保健。總而言之，人類的健康、長壽就是通過自身的鍛鍊，最後才能獲得的。有關養生學的主要內容，請參看養生條文。

2 什麽叫養生？

養生又稱攝生，是指各種增強體質，防治疾病，延緩衰老等措施的總稱。養生的內容極為廣泛。《素問‧上古天真論》中指出「法於陰陽」，指適應自然氣候與環境的變化，來調節人體自身的陰陽平衡。「和於術數」，指適當掌握幾種強身鍛鍊的方法。以得到預防保健，抗衰防老的作用。「飲食有節」，指講究飲食科學，即飲食定時、定量，注意飲食宜忌，適當採用科學食療。「起居有常」，指生活作息要有規律。「不妄作勞」，指不過度消耗體力、腦力，要勞逸適度，節制性生活。「以怡愉為務」，指要進行一定的精神修養，保持樂觀的情緒等。

又據晉朝張湛《養生要集敍》中也強調指出十項要求，即嗇神、愛氣、養形、導引、言語、飲食、房室、反俗、醫藥和禁忌等。

3 什麼叫氣功？

氣功是中國醫學寶庫中的奇葩，是中國醫學遺產中具有民族特色的一種醫療保健運動。它是我國人民與大自然和疾病作鬥爭過程中，運用調形、調心、調息相結合的，以內練精、氣、神的自我身心鍛鍊的方法。

氣功的含義，簡單地說就是內練氣與意，外練筋骨皮的功夫。氣功的「氣」字是代表呼吸的意思，「功」字就是用意識不斷地調整呼吸和形體的練習。練氣功就是通過練氣與練意，以意導氣循經運行，能促進和加強有關臟腑功能的氣化，通過導氣的運行，其元氣增強，以達到治病健身的目的。練功者可根據病情的輕重、年齡的大小、體質的強弱、條件與環境的差異，正確選擇氣功中的靜功與動功，或動靜結合功。採用不同的練功方法，獲得疏通經絡、調和氣血、平衡陰陽、增強體質等作用。因此，氣功是運用意識的調養，採用自我身心鍛鍊的方法，對人體生命過程實行自我調節、自我控制，祛病延年，使人健康長壽的一門科學，是一種鍛鍊人體「元氣」，增強體質的功夫。

4　什麽時間產生的氣功？

氣功是我國人民長期同大自然作鬥爭過程中，不斷總結、整理、提高而逐步完善起來的一整套防病治病，保健強身，延年益壽的養生鍛鍊方法。早在幾千年前，就開始探索人的生命運動規律了。在商、周初期的古銅器上，及七十年代在湖南馬王堆出土的導引圖上，都繪有練功圖像，十分生動地描繪了古人練氣功的各種姿勢。因此說明產生文字以前，就有了氣功。人類要生存下去，就要發揮人的自身機能去戰勝大自然會給人類的種種考驗，以適應千變萬化的大自然環境。

人類除了利用大自然的各種有利條件保護自己以外，還要使人的機體適應大自然造成的各種困難與痛苦，這也就促使人類認識抵抗疾病侵襲，保護自身的重要性，並提高防病治病的能力。比如，人們在勞累時，會不由自主地打哈欠，要求休息或睡眠，以消除疲勞；在疾患痛楚時，人們會發出呻吟，以緩解疾痛；在勞動時，人們會發出勞動號子以減輕勞動強度；在飢餓時，人們會急於要求進食等等。又如，當天氣寒冷時，人們會坐在避風朝陽的地方取暖，還會將伸直的手腳緊縮起來，兩手自然放在小腹上（後來稱為丹田處），同時將口自然微閉，以利保暖。在空氣稀薄處，人們又自然會做深呼吸，久而久之，腹式呼吸形成了。淨神靜坐後，當會感到精力充沛，身體舒適。

總之，人們通過這些實踐活動悟出一種有益於身心健康的做法。從而被人們掌握並有意識地運用和鍛鍊，從中總結了多種多樣的方法，練功養生的人們在古老的吐納、導引、行氣等方法的基礎上，不斷地完善提高，便演變成了當今五花八門的健身法。隨著科學的加速發展，各種不同的健身方法，都應順應時代發展規律，要逐步實踐、逐步完善、逐步科學化，做人類逐漸掌握正確的健身養生鍛鍊方法。

5 「氣功」這一名稱什麼時候正式確定下來？

歷史上由於各家，包括儒、道、佛和醫術武術或民間等門派甚多，名稱繁雜，如有吐納、導引、行氣、煉丹、玄功、靜功、定功、性功、內功、修道、坐禪、內善功、養生功等。總的名稱不同，但均屬氣功之前身。

據晉朝道士許遜寫的《淨明宗教錄》中有《氣功闡微》之記載，一九三四年杭州祥林醫院出版的董浩先生寫的《肺癆病特殊療養法——氣功療法》和一九三五年中華書局印行的《少林拳秘訣》等書中都強調「氣功」兩字，但都沒有對氣功兩字作完整的解釋。最後作為正式名詞確定下來，是在一九五三年北戴河氣功療養院院長劉寬珍著的《氣功療法實踐》一書，才對「氣功」兩字作了完整的解釋，並把上述功種統稱之為「氣功」，作為正式名詞確定下來。

6　什麽叫氣功療法？

氣功療法，是指把氣功作為中醫臨床上一項有效的治療方法。氣功療法的實際醫療應用在黃帝《內經》中已經加以肯定，如《素問》中列為當時五種醫療措施之一的「導引按蹻」，《諸病源候論》中的「養生方導引法」等均是。

練功者都一致認為，氣功療法是通過練功中的調息（指練呼吸，也是練氣的意思）並通過不斷地調整呼吸和形體的鍛鍊。平時人們說練得有功夫，即指氣功的調整呼吸、調整形體、調整意念的鍛鍊，並運用現代科學、現代醫學的觀點，加以整理研究，用在治療疾病和保健上，去掉過去的迷信糟粕，因此稱為氣功療法。

7 什麼是氣功之「氣」與含義？

氣，是古代人民對自然現象的一種樸素的認識。並認為氣是構成世界的最基本的物質，宇宙間一切事物，都是由氣的運動轉化而產生的。此觀點曾被引用到醫學領域裡，就認為氣是構成人體的基本物質，以氣的運動變化，來解釋人的生命活動。正如《景岳全書》所論述：「人之有生，全賴此氣」。《醫門法律》也說：「氣聚則形成，氣散則形亡」。

氣功是鍛鍊人體之氣。人體之氣，有許多種表現形式，其中最基本的氣，即是真氣（又叫元氣、正氣、精氣、真元之氣）。

真氣是由腎中的精氣，即秉受於父母之精氣，脾胃吸收運化而來的水谷之氣和肺吸入的空氣三部分結合組成，是由人吃進去的營養物質所化生的；總之這些是屬於一種活動力很強的精微物質。它運行於全身，無處不在，無處不到。它的運動轉化，在中醫學理論裡稱為「氣機」，主要表現為升、降、出、入四種形式。人體的臟腑、經絡等組織，都是真氣升降出入的場所。所以真氣是運行分布於全身各處，表現為各個臟腑、經絡等不同組織的生理活動，因此有各種不同的名稱。現簡述如下：

臟腑之氣：真氣分布於臟腑，即成為臟腑之氣，如心氣、肺氣、脾氣、胃氣、肝氣、腎氣等。

經絡之氣：真氣運行於經絡，即成為經絡之氣，簡稱為經氣。

營氣：營氣是與血共行於脈衛之氣。

衛氣：衛氣是行於脈外之氣。它的特點是慓悍滑利，不受脈管的約束，而運行於脈外。

宗氣：宗氣是積於胸中的氣。

從氣的運行與分布，我們可以看到氣的功能主要包括五大方面：

推動作用：人體生長發育，各臟腑、經絡的生理生化活動，血的循行，津液的輸布，都要依靠氣的激發和推動作用。如氣虛則推動作用減退，生長發育就會遲緩，臟腑、經絡的功能就會減退，或者發生血行停滯、水液停留等各種病變。

保護作用：氣功之氣具有保護肌體，防止外邪的入侵。《素問•評熱病論》說：「邪之所湊，其氣必虛。」這裡所指的氣，是表示它具有保護作用。如果其保護作用減弱，邪氣侵入，人就得病，在疾病發展過程中正氣不斷發揮抗病能力，以正氣克邪氣，使病邪得以消滅，健康得到恢復。

溫暖作用：人體所以能維持正常體溫，主要是依靠氣的溫暖作用，及人體體溫中樞調節等作用。如果體內的溫暖作用不正常，或失去調節，多數患者將出現畏寒怯冷，四肢不溫等症狀。

固攝作用：所謂氣的固攝作用，是指表現其控制血液，不使其溢出脈管之外；控制汗液與尿液，使其具有節制的排出；固攝精液，使其不產生遺泄等。氣的激發作用與固攝作用是相互依賴的關係。比如，氣對血的作用，一方面能推動血的流行，另一方面又能統攝血的流行，這樣才能使血液得以正常循行，如果氣虛就會激發作用減退，可以導致血行不利，甚至產生瘀血，氣虛致固攝作用減退，便將導致出血。

化生作用：一是指機體內精、氣、津、血之間的相互化生。如《素問・陰陽應象大論》中指出：「精化為氣」。「氣化則精生，味和則形長」。這乃是指精、氣之間的相互化生。二是指臟腑的某種功能活動。如《素問・靈蘭秘典論》中說：「膀胱者，州都之官，津液藏焉，氣化則能出焉。」這裡說的氣化，指的是膀胱的排尿功能。

綜上所述，氣功之氣的作用不同，但是密切配合、相互協調的。對此，氣功鍛鍊的目的是養人之氣，其含義有兩點，一是指構成人體和維持人體生命活動的精微物質；二是指臟腑組織的生理功能。兩者是相互聯繫的。因此，中醫也認為：「氣是維持人體生命活動的一種基物質。」氣功行氣是我國古代用以防病治病的重要手段。其根本目的是鍛鍊人體之正氣，對促進人體健康起著極其重要的作用。

8 什麼叫信息與氣功信息療法？

要使人們認識和理解信息與氣功信息療法。一般按通俗地講，信即信號，息即消息。而現代信息控制論也是研究信息的數量以及信息的發送、傳遞和接收的科學。還必須通過數學的運算，計算出信息傳遞的能力和效率。信息論應用在通訊、生理學、物理學等學科中。

「信息」，據說最早出於美國數學家維納的《控制論》。《控制論》說：「信息是人們在適應外部世界並且使這種適應反作用於外部世界的過程中，同外部世界進行交換的內容的名稱。」所以信息與物質及其運動能量是有密切關係的。簡單地說，信息就是物質運動的某種特定形式的客觀反映，它滲透到各科學領域，是一個綜合性的邊緣科學。人類社會有社會的信息，自然界有自然界的信息，生命與非生命也有自己的信息。

氣功信息療法，是氣功師在內氣外放的基礎上發展起來的一種治療方法。凡是練功有素的氣功師能以內氣外放，據儀器測試，是紅外電磁波、磁和靜電，以及微粒流等信息，通過氣功師發放出的「信息能量」或「外氣」對患者進行治療，稱為氣功信息療法。此外，我國近年來也有用模擬儀來模擬氣功師的信息，該儀器稱為模擬信息治療儀。

9　什麼叫氣功學？

氣功學，是指研究氣功的歷史、現狀、鍛鍊功法、程序、機理及其應用的科學。氣功學是中國傳統醫學的一個組成部分，又是一門涉及人體身心互相作用的，複雜生命現象和規律的人體科學。自一九七八年來，我國氣功健身事業有很大發展。從中央到地方先後都成立了氣功科學研究會。一九八九年在北京又成立世界氣功學會（總部設在北京），還出版《世界氣功》雜誌。近年來全國出版有關氣功的書刊若干種，氣功作為中醫養生的一門跨學科的專業，已得到中國醫學界的廣泛重視。從氣功學的發展現狀來看，在中醫基礎學科、臨床學科的基礎上，又可分為以下幾個方面的課程：氣功歷史學，氣功理論學，氣功原理學，氣功功法學，氣功應用學，氣功文獻學等。

10 什麽叫氣功歷史學？

氣功歷史學，是記載氣功的起源、形成、發展過程和規律的學科。是一門專科史。即介紹包括氣功歷史人物，古典文獻，傳統功理功法，古代氣功應用經驗的內容。因此，氣功歷史學是使我們對氣功療法有一個更深刻、更全面、更系統的認識，是繼承和發揚氣功療法健身祛病作用的基礎，對今後提高氣功學術水平有著極其重要的意義。

11 什麽叫氣功原理學？

氣功原理學，是指用現代科學的實驗技術手段及方法，從生理學、生物化學、組織學、分子生物學、物理學、心理學等各個方面，觀察並研究氣功鍛鍊過程中，包括外氣（或氣功信息能量）所產生的各種效應及機體變化規律，以求逐步地用現代科學來闡明氣功原理學科的科學性。

氣功作用的科學原理研究，國內外都已展開實踐與研究。國內五十年代的蔣維喬、劉貴珍等先後觀察了氣功養生法及氣功療法實踐。隨著氣功治病作用的大大提高，而引起世界許多國家和地區的氣功熱。這股氣功熱潮，促使人們進行人體許多系統和層次的研究，並已發現了新的奇異現象，也充實了氣功的治病健身效果。

12 什麼叫氣功文獻學？

氣功文獻學，是指研究如何正確使用氣功文獻的學科。我們將通過研究大量的氣功文獻，去集中整理、挖掘、積累並加以評價論證，使之古為今用，以更好地繼承、整理和發揚古代氣功學。

氣功文獻的內容，即指一切記載著有關氣功內容的古代印刷型和非印刷型文獻，如手抄本、出版物、文書、卷冊、碑銘、拓本等。

目前氣功文獻學的研究內容除一般文獻學外，還應包括氣功古籍整理，挖掘與研究，或分析古籍選讀材料，並系統地對傳統功理、功法及醫學應用氣功療法進行認真的專業性的研究，以進一步總結和提高氣功療法的實用性。

13 什麽叫氣功理論學？

氣功理論學，是指研究氣功傳統理論的學科。它以中醫的陰陽、五行、經絡、臟腑、氣血、津液，及精、氣、神學說等基本理論為指導，並結合《周易》的陰陽消長，卦象變化規律作為依據。同時還必須與現代的科學文化、健身與養生理論相適應。再加以闡述、實踐與總結，才能使氣功理論更充實，更系統，更實用。

14 什麽叫氣功功法學？

氣功功法學，指的是繼承與整理，實踐與研究，總結與提高；並進一步推廣的傳統功法、基本功法、常用功法及流行功法，或以醫療功法、健身功法、武術功法、智能功法等為目的的氣功功法學科。它包括對功法的要求、功理、操作方法、作用機理、適應症及效果、注意事項及實驗觀察研究等系統的學科。

目前鑒於氣功功種功法繁多，從古到今，數以千家，各有所長，大家本著取其精華，棄其糟粕的指導思想，科學地、系統地、實用地將古今功法匯粹為中華氣功功法學。

15 什麼叫氣功應用學？

氣功應用學，是指研究氣功實際臨床應用的學科。它分別為：

㈠是醫療健康方面，如醫療氣功，保健、康復、按摩、點穴、導引及外氣信息療法等。

㈡是體育、武術、競技、戲曲等方面。

㈢是人體科學研究方面，如智能、潛力的開發與應用。

㈣是仿生技術研究與應用方面。

以上四方面為主要內容，是進一步開展普及與推廣，總結與提高氣功臨床應用療效的經驗。因此，在臨床應用過程中，就要從練功與治療的具體情況出發，採取因人施功、因病施功、辨證施功，或以因人施治、因病施治、辨證施治等原則。

按照醫學觀點要求，練功者是以達到預防與強身，延年益壽為目的，所以在練功或學功開始階段，必須在氣功醫師的正確指導下進行。對於從事氣功治病者，是運用中醫治療原則與手法，再結合氣功運氣以達到治病強身，增加健康為目的，所以說必須是醫者或學醫者。按照氣功治病原則要求：氣功治病手段也不能脫離現代醫學與中醫的治病原則，它不能包治百病。所以，必須遵照中醫的辨證施功、辨證施治等原則。只有這樣才能使氣功應用學更加豐富，才能更好地收到氣功臨床應用的效果。

16 什麼叫人體科學？

人體科學，是指研究和積極開發，合理保護人體的各種功能，進一步開發人體潛在的特異功能，從而達到充分發揮人體的潛在能力為目的的一門人體科學。

中國科協主席，著名科學家錢學森教授指出：人體科學包括基礎科學、技術科學和應用技術三大領域，醫療領域科學中的各個臨床學科也可認為是人體科學中的應用技術，而氣功鍛鍊更是一種主要的應用技術。關於進一步研究人腦活動（包括有意識活動與非意識活動）的心理學、思維學；或研究人體結構和人體功能的解剖學、生理學以及組織學、胚胎學、遺傳學等等，都屬於人體科學的基礎科學領域。

17 什麼叫生命科學？

生命科學，是指研究人類與自然界一切有生命物體的科學。它主要是研究與揭示人類生命奧秘。同時也對以下各生命科學的研究，是多學科的協同展開的。即生物學、人體構造和人體功能的解剖學、生理學、組織學、胚胎學及微生物學、動物學、進化論、遺傳學和分子生物學等，研究生命科學的成熟與發展，必將大大地推動整個自然科學的迅速發展。

18 什麽叫心身醫學？

心身醫學，是指研究與防治人體心身疾病的醫學。即從社會、心理、生理等三個方面，以及疾病的發生與變化的相互關係的一門新興醫學學科。

19 什麽叫心身疾病？

心身疾病，是指專門訓練人體與環境、心理、社會等因素之間的相互聯繫和相互作用。因社會環境、心理行為失調引起的疾病，如神經衰弱、高血壓等日見增多，僅用藥物治療收不到理想效果，有些還由於藥物副作用而影響健康或加重病情。例如，精神持續過分緊張，在疾病的發生和病程的變化中起主導作用的軀體疾病，即由於情緒反應對大腦的影響，並由此通過植物神經、內分泌和運動神經系統的一系列作用，從而導致心血管系統、內分泌系統、肌肉骨骼系統、皮膚以及免疫機制受累而引起的各種綜合症或疾病。比如冠心病、原發性高血壓、潰瘍病、哮喘、糖尿病、陽痿、遺精、類風濕等數十種慢性疾病。

此外，有關身心，即人的體形與思維活動。≪素問・上古天真論≫指出為形神，即現代醫學中說的生理、心理上的疾病。

20 什麼叫行為醫學？

行為醫學，是指一門涉及行為科學和生物醫學的知識和技術，發展和統一的邊緣科學。也是將有關身體健康與疾病的行為及應用技術用來預防、診斷與康復的一門現代新興學科。它將現代醫學方法的多學科，即生理學、內科學、精神病學及心理學原理溶為一體，並進行整體的保健療法。行為醫學實際應用的治療技術有四種方法。

一是鬆弛反應法，是通過特定方法訓練，使病人在緊張或焦慮的環境中學會安靜放鬆的方法，稱為鬆弛療法。二是正確引導法，是要正確合理地引導病人，去觀察或注意對人體健康有害的行為。三是實際操作法，要用正確的訓練方法進行操作。四是醫患協調法：指通過醫生與病人正確交談過程，來協調和改變病人在日常生活中的緊張情緒。

21 什麼叫運動醫學？

運動醫學，是指研究醫學與體育運動相結合的一門學科。主要是運用現代醫學技術知識，對運動者進行正確的監督與指導，以防運動傷身，研究醫療體育和預防疾病的體育療法，以增強和保障運動者的健康，促進運動成績的提高。現代運動醫學一般分為四大類，即運動醫務監督、運動營養學、運動創傷學、醫療體育等。運動醫學目前的突出重點是研究如何最大限度地提高人的運動能力，以防治運動技術性傷病，指導群衆性的醫療體育。應用體育療法鍛鍊，加速傷病後的功能康復及老年慢性疾病治療等。

22 什麽叫老年醫學？

老年醫學，是研究人體衰老的原因和機理，人體老年變化、老年疾病的預防與治療，老年人衛生與保健的學科。也是老年學的重要組成部分。衰老是人類生命過程中的自然規律。而我們研究老年醫學的根本目的，在於防止與延緩過早衰老，預防和治療老年疾病，維持老年人的身心健康，並為老年人提供充分合理的醫療保健及社會照顧。讓他們能安度晚年，健康長壽，為社會作出更多的貢獻。

23 什麽叫醫療體育？

醫療體育，是指採用體育手段進行訓練，來達到治病強身的一種醫療措施。醫療體育主要是作徒手操，或借助於特殊的器械進行鍛鍊。它只強調以肢體動作的鍛鍊為主。此外，還要根據有關疾病配合適當的呼吸與意念的鍛鍊，如增強肺功能的醫療體育方法，就必須結合呼吸吐納進行鍛鍊。

24 什麽叫特異功能？

特異功能，是指人體先天就具備的一種與正常人不同的特異技能（或後天練氣功激發出現的）。有特異功能的人，其特異技能的發揮一般是通過思維傳感、特異感知、預感、觸角探索、特異診斷術、精神影響、特異醫學、特殊攝影術、特異透視等方式進行。但是，在國外一般將特異功能稱為超心靈學、超心理學，或超能者等等。

《美國大百科全書》（一九八〇年版）第二十一卷提出：超心理學是指不能為其它學科所解釋的各種現象的科學研究，又稱為超心靈學研究。又分為兩個主要內容，一是研究特異感知，即不需借助通常的感官通道，對物體、事件或思維的感知或反應，並分為特異視覺、思維傳感和預感。二是研究特異致動，即對自然物體直接以意念影響的活動。

而《蘇聯大百科全書》（一九七五年版）第十九卷則作了兩點論述，一是已知感官活動所不能解釋的感覺形成及保證接收信息的方法。二是發生在機體之外及不借助肌肉用力的物理現象與對活體作用的相應方式。

總之，歸納為四類技術（或技能）。一是特異感知術，包括思維傳感、特異感知、預感、觸角探索等。二是特異診斷術，包括診病、探物等。三是特異醫術，包括氣功導引治病、特異透視、精神心理等。四是特異攝影術等。目前國內外學者們，對特異功能看法尚不一致，它與氣功關係如何，也將繼續進一步加強研究。

25 什麽叫心理療法？

心理療法，是指醫務人員研究與採用語言、表情、姿勢、態度等，對覺悟或淸醒狀態下的病人，進行說理治療與暗示治療，或者對病人運用催眠誘導方法，使病人處在安靜催眠狀態下，進行其暗示治療、催眠治療、精神分析治療等療法。

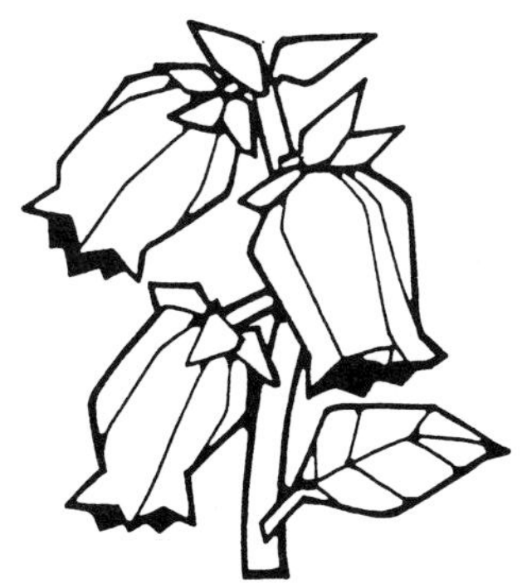

附錄一：

醫療氣功實踐錄（部分病例）

經多年醫療氣功臨床實踐，有選擇地運用氣功點穴、撥筋、推拿、外氣導引等綜合手法，治療一些常見病、疑難病，獲得較滿意的療效。現摘要介紹部分臨床典型病例：

〔例1〕越××，男，三十八歲，已婚，河南安陽市人。一九八二年四月二日就診，診斷為右下肢內側腫瘤，右下肢乏力、麻木、局部紅腫熱痛，活動時疼痛加重。肌肉營養狀況欠佳，健側肌肉萎縮，右膝關節活動屈伸受限。

經行氣功點穴、外氣導引治療手法。一般採用近距病灶五—十公分處用手掌、指等進行氣功外氣疏導治療。當發功一—二分鐘，患者開始有熱氣流的感覺。發動三—五分鐘時，患者感覺右下肢脹麻、熱、氣流串通感覺較強。五—十分鐘左右，患者感覺右下肢脹麻並有涼氣從湧泉穴往外放。施功治療後，患者當時感覺如卸千斤重物似的輕鬆、舒服。經過氣功點穴、外氣導引治療五十次後，腫瘤消失，局部不適症狀消除。

〔例2〕陳××，男，四十六歲，已婚，台灣人。患者一九八八年十一月就診。主症為左眼不能閉合，有〇・三—〇・四厘米，左面部眼部無力，口向左側歪斜，不能吹口哨，得病三個月。診斷為左面神經麻痺。患者曾在港台大醫院多方治療效果不佳。經用氣功點穴、外氣疏導治療六次後，左眼閉合自如，左面部肌力恢復正常，口眼歪斜基本痊癒。

〔例3〕滕青一郎，男，五十歲，日本神戶人。一九八九年一月十四日就診。主要症狀是：飲食欠佳、消化不良、全身乏力、出虛汗、面色灰白。飲食不當時腹脹痛加重，十分痛苦。日本當地醫院行胃腸X線檢查報告為萎縮性胃炎、結腸炎。曾多次西醫治療，效果不明顯。經行氣功點穴、外氣疏導治療十六次後，上述不適症狀消失，全身體質增強，睡眠改善，患者即返回日本，上班工作。

〔例4〕張××，女，六十四歲，神經衰弱失眠已二十七年以上。自覺頭痛、頭暈、多夢，嚴重時心悸、淡漠，每夜睡眠不滿三小時，長期靠服安眠藥維持，有時持續一周通宵不睡。許多大醫院診斷為神經衰弱失眠。由於病程較長，患者情緒急躁，一人不能外出行走。經過運氣點穴治療二十次後，睡眠時間延長六—七小時，情緒較前平穩，患者一人能外出行走，並能到外地療養，食欲也有改善。

〔例5〕劉××，女，三十六歲，已婚。患者因腹部疼痛，腰酸痛伴有下墜及沈重不適四年。主訴：月經經常提前十—二十天，每次月經量較多，伴有血塊流出。經期時間一般延續十天以上。一九八八年四月十五日來我院氣功門診治療。檢診時發現患者腹部臍下可觸及常凸起硬塊，子宮區有硬塊及壓痛，且常伴有尿頻尿急。

經婦科及B超檢查，診斷為子宮肌瘤。經過氣功點穴、外氣導引治療十二次後，上述症狀緩解。繼續治療二十四次後，腹部硬塊明顯變軟變小，經B超檢查證實子宮肌瘤明顯縮小。連續治療六個療程後，經B超複查證實子宮肌瘤已消失，子宮內回聲尚均勻，過去雙側附件炎也隨之而癒。現在已恢復工作。

〔例6〕張××，男，三十四歲，本市建築工人。因胃癌術後肝轉移，引起胃肝區疼痛難忍，每天靠注射杜冷丁、嗎啡藥物止痛鎮靜，最近因放療、化療二個療程，晝夜疼痛，影響吃飯和睡眠。於一九八七年六月十六日來我院氣功門診。

檢診：患者面色蒼白、精神不振，體重四十五公斤。腋下及腹股溝處淋巴結腫大，呈黃豆大小數個。主訴：胃肝區疼痛，每日進食三—四兩，睡眠二—三小時。經過第一次外氣功能量點穴，疏導治療後，患者自覺全身輕鬆，治療三次後疼痛減輕。治療六次後，止痛鎮靜藥減少。治療十次後，基本不用止痛和鎮靜藥。治療二十次後，停用止痛鎮靜藥，面色呈紅潤，精神情緒好，體重由四十五公斤增加至四十九公斤。複查時，患者臍下及腹股溝處淋巴結腫大消失。胃肝區疼痛消失。每日進食一斤左右，睡眠七—八小時。

〔例7〕王××，男，四十七歲，全軍優秀科技幹部，解放軍總醫院研究員。一九八六年二月二十日，因胸背部大手術後，引起兩肩部肌肉疼痛，先後用止痛藥和理療一個月未能緩解。經行氣功外氣、氣功點穴治療五次，疼痛緩解。八次後，疼痛消失，飲食和睡眠也有改善。

〔例8〕李××，男，六十六歲，本市西城區職工。一九九〇年十月中旬就診。診斷：腦血栓後遺症。患者因右側腦血栓後遺症四年，靠他人扶持跛行，不能協調運動，說話不清，口唇輕度歪斜。檢診：手握力左側十二公斤，右側二十公斤。曾有高血壓病史，現基本正常。經行氣功點穴、外氣導引治療二十四次後，患側肢體運動功能有好轉。手握力左側增到二十公斤，右側增到二十四公斤，語言較前清楚，全身症狀也有明顯好轉。

〔例9〕劉××，女，二十九歲，醫院B超室技師。一九九〇年七月中旬就診。診斷：閉經待查。患者月經不調半年，經常有腰骶酸脹痛、腹部脹痛不適症狀，嚴重時全身乏力，面色蒼白，飲食睡眠欠佳。經行氣功點穴、外氣導引治療一次後，腰腹部痛及不適感當即緩解。第二天來月經。經過三次氣功點穴、外氣導引治療後，月經恢復正常，不適症狀改善。繼續經一周治療後完全恢復健康。

〔例10〕文××，男，六十歲，河南平頂山市人。一九九二年五月十五日就診。診斷：頸椎、腰椎退變。主訴：患者頸部腰部並左下肢痛二—三年。有高血壓病史，無明顯外傷史。頸部及腰腿疼痛，以左側肢體疼痛麻木為主，伴有頭暈、多夢、失眠等症狀。檢診時，觸叩頸椎四—七節，腰椎四—五節壓痛明顯，腰部前屈後伸受限，左手握力二十九公斤，右握力也為二十九公斤，X線片顯示，頸椎二—三節骨質增生，腰椎三—五節骨質增生，椎間隙變窄伴退化改變。經行氣功點穴、外氣導引十二次治療後，以上不適症狀緩解，頸腰部活動功能改善，手握力：左增到三十二公斤，右增到三十三公斤。

〔例11〕李××，男，七十歲，三〇一醫院專家組教授。一九九二年八月二十六日就診。主訴：左肩部疼痛不適三個月，無明顯外傷史。主症：左肩周部疼痛，活動時加重。檢診時，患者左肩部三角肌處壓痛明顯，肩部活動功能無異常。X線顯示，左肩部骨質功能無異常。最後診斷為左肩部三角肌纖維組織炎。患者曾在外地療養及理療二個月，效果不佳。經行氣功點穴、外氣導引治療三次即見效。治療六次後上述不適症狀緩解，一周後基本治愈。

〔例12〕張××，男，七十八歲，領導幹部。一九九二年五月三日就診。主訴：左肩胸背部疼痛不適八年，夜間疼痛加重，無明顯外傷史。曾在軍內外行各種保守治療，效果不顯。檢診時；左肩胸背部壓痛明顯，頸肩部活動功能基本正常。X線檢查發現頸肩骨質增生退變。經行氣功點穴、外氣導引治療七次，上述不適症狀有明顯改善。後因外出而中斷治療。

〔例13〕涂××，男，七十九歲，領導幹部。一九九二年四月二十七日就診。主訴：左肩部、頭部骶骼部不慎摔傷半月。主症：左肩部，左太陽穴處，骶骼部觸痛、酸脹痛不適，伴有輕微的咳嗽及胸痛。檢診時，患者左肩頂部，肱二頭肌長短頭處壓痛明顯，左腰骶骼部壓痛明顯。肩腰部活動尚可。經行氣功點穴、外氣疏導手法治療三次，不適症狀緩解，治療六次後肩部疼痛等不適症狀消失。

〔例14〕王××，女，七十四歲，領導幹部。一九九二年四月十七日就診。主訴：咳嗽及全身不適十天，兩周前患感冒發燒，已基本好轉。主症：咳嗽、少痰、咽喉部疼痛。檢診時：患者的咽喉部輕微紅腫，頜下淋巴結腫痛、壓痛。經行氣功點穴、外氣導引治療四次，病情好轉。治療六次後上述不適症狀緩解。

〔例15〕程×，男，六十四歲，總政歌劇團編導、書法家。一九九二年五月二十九日就診。主訴：腦出血引起偏癱後遺症二年餘，有高血壓史。主症：左側肢體酸麻、脹、痛，活動不適，伴有頭暈、顫抖等。檢診時，患者左側肢體運動障礙，行走步態不穩，靠人扶持走路，左手握力十二公斤，右二八公斤，ＣＴ檢查結果發現腦球部出血灶。

最後診斷為腦出血後遺症（左側偏癱）。經行氣功點穴、外氣導引治療十二次後，患者自覺頭暈、顫抖症狀緩解，患肢有力，步態較前穩定，左手握力增至二十公斤，右手握力增至三十公斤，全身體質都較前改善。

〔例16〕張××，女，四十八歲，北京印刷學院科長，於一九九二年一月十五日就診。主訴：右側半身麻木疼痛不適五年餘，曾行右腎切除術。主症：右半身麻痛，伴右季肋部軟組織疼痛。以脹痛及放射至後背痛為主症，檢診時：患者右季肋部肝區、膽囊區叩擊痛，觸診時頜下及腋下淋巴結腫大（呈黃豆大小）。最後Ｂ超檢查結果及ＣＴ檢查證實，肝內多發性囊腫，右腎切除術後。經氣功點穴、外氣導引治療十二次後，患者的肝區痛及不適感消失。飲食睡眠都有改善，Ｂ超檢查結果，見肝內囊腫縮小。全身體質較前有改善。

〔例17〕張××，女，六十七歲，解放軍總後幹部家屬。於一九九二年六月十一日就診。主訴：右膝部疼痛不適七個月，因搬家過度勞累所致。主症，右膝關節腫脹，疼痛，活動不適。檢診時：患者右膝關節腫痛、皮膚紅。觸診時關節腔內有積液，屈伸功能障礙。X線檢查結果，右膝關節無異常反應。最後診斷為右膝關節腔積液炎症。經行氣功點穴、外氣導引治療十二次後，患者右膝關節腫脹疼痛緩解，關節活動功能有明顯改善，後因黃醫師出國中斷治療。

〔例18〕曹××，男，六十一歲，通信兵部幹部。於一九九一年九月二日就診。診斷：頸椎病（脊髓型）。曾患頸椎病，十年前在我處行氣功點穴、外氣導引治療後，病情一直很平穩。一九九〇年十月不慎頸部受傷，引起頸肩背部酸脹痛半年，右上肢麻木。體徵：頸部三—五節壓痛明顯，雙側頸部胸鎖乳頭肌，提肩胛肌壓痛明顯，頸部曲屈試驗陽性，壓頂試驗陽性。X線片檢查結果為頸椎三—五節椎間隙度窄，間空變小，伴有骨質增生及鈣化。經行氣功點穴、外氣導引治療六次後，患者的頸肩背部及上肢不適症狀緩解。

〔例19〕楊×，女，七十五歲，國家機關領導幹部。於一九九一年十一月二十九日就診。主訴：全身骨質疏鬆二十年餘。主症：頸肩背胸部酸脹、乏力。體徵：頸椎五—七節，胸椎七—八節，腰椎及骶骨部壓痛明顯。X線片檢查。最後診斷為老年性骨質疏鬆症。經行氣功點穴、外氣導引治療六次後，頸肩背胸部酸脹乏力不適症狀緩解。

〔例20〕林××，女，七十二歲，全國政協委員。於一九九一年十月十四日就診。診斷：老年性駝背。主訴：頸、胸駝背不適二十多年。主症：頸肩背部疼痛，活動不適。體徵：頸椎六—七節壓痛明顯，胸背駝背後伸受限。X線片檢查結果：頸、胸椎骨質增生退變。經過行氣功點穴、外氣導引治療十二次後，上述不適症狀改善，特別是駝背症狀治療二次就明顯改善。現在走路可挺起胸背，自覺全身體質增強。

〔例21〕楊××，男，八十歲，部隊首長。於一九九一年九月十二日就診。診斷：老年性肌無力症。主訴：腰腿痛二年餘，無明顯外傷史。主症：雙下肢無力，活動時乏力加重。曾伴有腦血管病、冠心病、糖尿病等多種疾病。體徵：雙下肢肌肉萎縮，以右臂部及大腿較明顯。腦血管CT檢查有輕度腦底動脈供血不足。經行氣功點穴、外氣疏導治療十二次，以上不適症狀有改善。

〔例22〕張××，女，四十二歲，畫報社編輯。於一九九〇年九月二十四日就診。主訴：經常月經不正常，每次月經量較多，伴有血塊流出。經期時間每次延長半個月左右。主症：經常有下腹部脹痛，伴有下墜感。檢診時，患者腹部臍下可觸及異常凸起硬塊，子宮區有壓痛感，且常伴有尿頻尿急。經婦科及B超檢查診斷為子宮肌瘤。

於一九九〇年四月二十日在中日友好醫院進行B超檢查，發現子宮增大，形態失常，於底體部見九・四×八・六公分低回聲，內有多部位回聲不均，為巨大子宮肌瘤。經行氣功點穴、外氣導引治療二十四次後，上述不適症狀緩解。繼續治療四十八次後，腹部硬塊明顯變軟縮小，連續經過八個月的治療後，B超複查見子宮內底體部為五・五×四・〇公分，子宮內回聲基本均勻。體徵檢查時，腹部的硬塊消失，上述不適症狀基本消失。

〔例23〕郭××，男，六十八歲，北京軍區離休幹部。於一九九一年六月三日就診，主訴：兩腿無力、酸軟、抖動，步行困難已三年。主症：患者雙下肢無力、酸軟、步伐不穩、語言不清。檢診時，患者神志模糊，少語，有時出現強哭、強笑、四肢僵硬、行走困難、四肢顫抖等症狀。CT檢查結果為大腦皮質動脈硬化。最後診斷為：帕金森氏綜合症，經氣功點穴、外氣導引治療十二次後，以上不適症狀有改善，尤其是說話和走路功能更明顯改善。

〔**例24**〕張×，男，十九歲，軍事醫科院學生。於一九九一年八月五日就診。主訴：體檢時發現近視半年，眼無外傷史，父母無近視。雙眼無不適症狀，視物模糊不清，素有臥床看書習慣。檢診時，雙眼外觀無異常，無紅腫現象。雙眼視力檢查，右為〇·六，左為〇·七；經行氣功點穴、外氣導引治療三次，經眼科視力檢查右眼為一·〇，左眼為一·二，自覺眼部周圍熱、清醒，視物也較前清楚。

〔**例25**〕常××，女，五十七歲，三〇一醫院副主任醫師。於一九九一年六月十四日就診。診斷：左股骨頭無菌性壞死。主訴：左髖部疼痛不適八年多，無明顯外傷史，不發燒。主症：左髖部受涼疼痛加重，活動受限。X線檢查結果為左側股頭上緣呈扁平狀退性改變及骨小梁稀疏或蜂窩狀變化。經行氣功點穴、外氣導引治療二十四次後，左髖部疼痛及活動功能有改善，步行活動功能較前明顯好轉。

〔**例26**〕張××，女，五〇歲，三〇一醫院副主任護師。於一九九一年四月二十四日就診。診斷：慢性胰腺炎。主訴：胸部左側疼痛，食慾欠佳，全身體質差二十年。主症：左側胸季肋部及膽囊區疼痛，胰腺處疼痛，活動時症狀加重。體徵：患者左胸尖頭下壓痛，胰腺區、膽囊區叩擊痛明顯。經B超檢查結果為慢性胰腺炎，肝外膽管輕度擴張（代償性），左腎上腺區飽滿增生等。經行氣功點穴、外氣疏導治療十八次後，患者的胸部胰腺區、膽囊區等疼痛不適症狀基本緩解。特別是飲食、睡眠及全身體質明顯改善。

〔例27〕華××，女，三十三歲，三〇一醫院職工。診斷：月經不調，左腎囊腫，於一九九一年四月十六日就診。主訴：每次月經期間腹部疼痛，不適六年，體質虛弱，易感冒發燒。主症：經常腹痛，月經期間腹部疼痛不適症狀加重。月經量多，每次伴隨神經性頭痛。

經B超檢查結果為子宮外形、雙卵巢外形，大小、回聲正常。左腎上極腎竇內見一個三・一×二・七公分的囊腫，右腎下極見一・九×一・五公分，右腎外形，大小回聲正常。經行氣功點穴、外氣疏導治療三十六次後，患者腹痛基本緩解，月經不調症狀基本好轉。體質較前增強。

〔例28〕吳××，女，三十六歲，三〇一醫院職工。一九九一年一月四日就診。診斷：胰腺囊腫待查。主訴：於一九八七年六月份開始有胃部不適，住院檢查為胰腺炎。主症：胃部及後背部疼痛，活動時加重，左側臥位困難，伴周身乏力。飲食欠佳。體徵：觸及胰腺區有壓痛，體徵不適時疼痛加重。經B超檢查結果為胰腺尾部有一個三・四×三・〇厘米的腫物。經行氣功點穴、外氣疏導治療四十次後，病人全身體質增強，胰腺區疼痛及壓迫感消失。後繼續隔日一次鞏固治療。整個治療約二個月，現基本鞏固治療效果。

〔例29〕王××，男，五十八歲，總政歌舞劇團教授。於一九九一年六月二日就診。診斷：雙眼視網膜炎。主訴：雙眼視網膜炎及黃斑病變三年。主症：雙眼部酸脹不適，有時乾燥疼痛。體徵：患者雙眼外觀正常，無紅腫現象，雙眼視力模糊。經行氣功點穴、外氣導引治療二十次後。患者的雙眼部酸脹不適及乾燥疼痛的症狀基本緩解。雙眼的視力也有明顯的改善。

〔例30〕張××，男，三十一歲，三〇一醫院護士，於一九九一年八月中旬就診。診斷：陰部搔癢症。主訴：先後經皮膚科、檢驗科診治，尚未見效果。有家族遺傳病史。主症：患者陰囊部搔癢難忍，症狀嚴重時，影響睡眠和飲食。後經行氣功點穴、外氣疏導治療三次。以上嚴重搔癢症狀等緩解，其它不適症狀也有明顯改善。

〔例31〕李××，女，五十六歲，三〇一醫院科主任。於一九九〇年四月十五日就診。診斷：泌尿系感染。主症：患者尿頻、尿急。尿時局部酸脹不適伴有左肩周炎、腰痛症狀。經行氣功點穴、外氣疏導治療一次，當即做尿檢驗，前後對比，結果是：尿顏色由原來的茶黃色變為清淡色，有血細胞的內皮細胞改變。臨床上許多病人經氣功點穴外氣導引治療後，尿頻、尿急的症狀可緩解。

〔例32〕張××，男，七十五歲，××部部長。於一九八六年六月十六日就診。診斷：右小腿及踝關節陳舊性損傷。主訴：右下肢損傷二十多年，多方求醫，不見明顯效果。主症：患者雙下肢老年性肌肉萎縮，乏力，血液循環及關節功能障礙、下肢末端疼痛，及功能運動受限二十多年。首長自己講，他先後找了國內外數名專家診治，都沒有好轉，行氣功點穴及外氣疏導治療十幾次。雙下肢活動及血液循環都有明顯好轉。

病人說每次治療時，全身都是熱乎乎的，很輕鬆。為了鞏固治療效果，繼續治療了六個月，上述不適症狀已基本緩解。多次得到部長和三〇一醫院廖文海院長的表揚。

〔例33〕劉××，男，五十九歲，解放軍幹部。於一九八二年八月二十六日就診。主症：患者右胸部皮下一腫物及膀胱癌術後化療，藥物灌注等，有腹部脹痛、下墜感。經行氣功點穴、外氣疏導治療十二次後，胸部皮下腫物及兩腋下淋巴結腫大消失。腹部下墜感緩解，全身體質增強，十年隨訪病人體質很好，病情得到控制，尚無轉移。這期間病人曾多次參加中央電視台舉辦的軍內外老幹部有關知識競賽活動，精神非常好，情緒很樂觀。

〔例34〕陳××，男，五十五歲，中國國際廣播電台部主任，於一九八六年八月十八日就診。診斷：腰肌勞損、慢性胃炎、失眠、頸椎病。主症：患者病情複雜，患有多種慢性疾病。經常有腰酸背痛，周身乏力，胸腹脹滿，飲食睡眠欠佳。經行氣功點穴、外氣疏導治療六次，上述症狀緩解。此外患者有一種特殊的治療反應。每次治療後，能自覺口腔內有一種特殊的甜味，這種反應大部分病人在治療時都有不同的正常反應。這是由於患者體內血液循環改善，口腔內的唾液分泌增多的原因。

〔例35〕謝××，男，四十八歲，某國集團公司董事長。於一九八七年六月二十日就診。診斷：腰肌勞損。主症：腰背酸痛三—五年。坐時伴下腰骶髖部疼痛加重。檢查時，腰背肌緊張，輕度壓痛，腰骶部壓痛明顯，腰部活動輕度受限。經行氣功點穴、撥筋推拿、外氣導引治療二次後，患者全身輕鬆，腰部活動自如，腰背部疼痛消失。

〔例36〕魏××，男，七十九歲，原解放軍院校院長，書法家。於一九九一年八月十五日就診。診斷：胸椎第十二，腰椎第一椎旁腫物待查。主症：腰背部疼痛，長期在沙發椅上睡眠。不能下地活動，不能仰臥位睡眠。檢診時，患者第十二胸椎旁，第一腰椎旁壓痛及突出腫物大小為三×三公分。由於診斷上不明確。先後經過各種綜合治療效果不明顯。後經行氣功點穴、推拿撥筋、外氣導引治療二十次，上述不適症狀緩解。繼續治療一個月後，病人自己可以下床活動，一般生活能自理。可繼續作書法活動。

〔例37〕李××，女，五十六歲，三〇一醫院科主任。一九九〇年四月十五日就診。診斷：泌尿系感染。主症：尿頻、尿急，尿時局部酸脹不適伴腰痛及低燒。檢診時，治療前留尿肉眼觀察為濃茶樣顏色，經行氣功點穴、外氣導引治療一次後，患者上述不適症狀當即緩解。並即留尿送檢，直視尿的顏色由原來的濃茶樣尿液，變為清淡黃色，尿檢及血液檢驗時見有血細胞的內皮細胞改變。前後對比均照相記錄。

〔例38〕康××，男，四十九歲，日本人，於一九八九年二月十日就診。診斷：神經衰弱。主症：經常頭痛、失眠，全身無力，睡眠多夢，嚴重時影響食欲。經過行氣功點穴、外氣導引治療四次後，上述不適症狀基本消失。後又教授他自練氣功以鞏固治療效果。

〔例39〕徐××，女，五十二歲，三〇一醫院醫生。於一九九一年八月十八日就診，診斷：右外踝扭傷半月。主症：右外踝部紅腫疼痛，活動時加重等。檢診時，患者右外踝部皮膚輕度腫脹，觸及時疼痛，經行氣功點穴、撥筋推拿、外氣導引治療二次後，上述疼痛及不適症狀緩解。

〔例40〕劉××，男，三十一歲，三〇一醫院職工。於一九九一年四月二十五日就診。診斷：急性腰扭傷。因搬機器不慎腰扭傷已三天，腰部活動不適。檢診時，患者右側腰大肌緊張，腰骶髂部疼痛，腰就前屈後伸受限，雙下肢無不適症狀。經氣功點穴、外氣導引治療一次，上述症狀立即緩解。治療時，病人感覺腰部像熱療一樣舒服。

〔例41〕張××，男，三十八歲，三〇一醫院職工。於一九九二年十月二十八日就診，診斷：急性腰扭傷。因抬重物扭傷腰部已二天，曾有腰四—五椎間盤脫出症八年病史，經治療已基本緩解。主症：腰部扭傷，腰四—五椎間盤脫出症狀加重。檢診時，患者雙手按扶腰部慢步走進治療室，腰部活動受限，前屈後伸動作受阻，腰四—五椎旁壓痛明顯，下肢直腿上抬左側五十度，右側八十度，左下肢有串痲痛不適症狀等。後經行氣功點穴、外氣導引治療一次，當時患者可下床自如行走，腰腿疼痛緩解，還可做雙下肢屈膝下蹲動作。

〔例42〕王××，男，五十四歲，三〇一醫院科主任。於一九九二年十月十二日就診。診斷：闌尾炎。主症：闌尾炎腫脹疼痛，腹部緊張，不能活動。已住院靜脈注射抗菌素，治療二天。檢診時，患者右下腹壓痛明顯，麥氏徵檢查為陽性。伴面色蒼白、冒虛汗、全身體質差、乏力等。腹部緊張，活動時上述不適症狀加重。經行氣功點穴、外氣導引治療一次後，患者上述症狀當即緩解，腹部脹痛、周身乏力等不適症狀消失。

〔例43〕范××，男，四十歲，國際信託投資公司職工。於一九八六年四月二十九日就診。診斷：頭痛、失眠、心供血不足等。主症：頭痛、記憶力差、心功能差，有功能性T波倒置，不能長時間看書等。並長期口服加強心臟功能的藥物，其效果不好。經行氣點穴、外氣導引治療十八次後，患者心功能大大改善，心臟T波倒置及上述不適症狀緩解，後來停用中西藥等。經六年隨訪結果，病人病情平穩，無異常變化。

〔例44〕張××，男，六十八歲，解放軍某部副部長。於一九八二年六月二十四日就診。診斷：失眠、神經衰弱。主症：患者因左肩周炎、右臀部及坐骨神經痛，引起神經衰弱、夜間失眠、多夢等。檢診時，患者面色蒼白、心慌氣短、體質虛弱、周身乏力。採用氣功點穴、外氣導引治療，第一次當即感到頭部及兩上肢有熱感，好似一股暖流穿過周身。治療後全身輕鬆，外氣治療時五分鐘後開始入睡，每次可睡三十分鐘至一小時。同時夜間睡眠好轉，達七小時以上，治療六次後，上述不適症狀緩解，即停止治療。

〔例45〕吳××，男，五十八歲，解放軍某部軍參謀長。於一九八二年七月二十日就診。診斷：胃癌術後化療、失眠。主症：胃癌術後化療時引起白細胞減少（最低二八〇〇），由於病程長，精神情緒上受到影響，伴有失眠、惡夢驚醒。檢診時，患者面色蒼白、飲食欠佳、全身體質虛弱、乏力等。經行氣功點穴、外氣導引治療十二次，首先是患者的精神情緒，睡眠、飲食等有明顯改善。最後複查血液常規化驗，見血液中的白細胞增多（最高六四〇〇）血色素由原來的八克增至十一克。患者的全身體質也較前增強。

〔例46〕王××，男，三十二歲，三〇一醫院職工。於一九八二年七月四日就診。診斷：頸肩綜合症、頭痛。主症：頭痛、頸肩後背酸脹痛不適已七年。嚴重時頭暈、腦脹。檢診時，患者全身乏力，面色蒼白，記憶力減退，雙手抖動，精神煩躁不安，入睡時夢多，每天睡眠三—四小時。經採用氣功點穴、外氣導引治療六次，以上各種不適症狀緩解，尤其是頭痛症狀有較明顯的好轉。

〔例47〕華×，男，六十二歲，解放軍總政治部領導幹部。於一九八二年八月六日就診。診斷：神經衰弱、胃潰瘍。主症：胃疼不適已十年，治療後基本好轉。近日胃痛症狀又復發，伴神經衰弱、失眠。檢診時，行胃部造影，見胃竇部粘膜糜亂潰瘍等。經行氣功點穴、外氣導引治療六次，上述不適症狀有明顯改善。每次治療時，病人都自覺胃部及腰部發熱，且治療五分鐘後即可入睡，處於鎮靜狀態。病人認為，外氣治療效果好，不僅有熱感，而且感覺還很舒適。

〔例48〕吳××，男，六十一歲，解放軍軍區領導。於一九八一年六月二十一日就診，診斷：神經衰弱、失眠。主症：不明原因引起白細胞減少住院治療，伴有冠心病、糖尿病等。檢診時，患者體質虛弱、精神不振、飲食欠佳、面色蒼白、手指抖動明顯，每天睡眠只有二—三小時。經過行氣功點穴、外氣導引治療十二次後，上述不適症狀明顯改善，尤其是睡眠時間每天已增加到六—七小時。全身體質增強。

〔例49〕嚴××，男，六十六歲，解放軍部隊領導。於一九八三年六月十二日就診。診斷：頸椎病、左肩周炎。主症：患者頸肩部活動不適已二年多，近日疼痛加重，無外傷病史。檢診時，頸椎六—七旁壓痛明顯，壓頂試驗陽性，左側上肢麻木，肩部活動受限，後旋動作困難。X線片檢查結果，見頸椎六至七有骨質增生退變，頸椎間隙變窄。經行氣功點穴、外氣導引治療十二次後，患者頸肩部疼痛不適症狀消失，功能活動也有明顯的改善。

〔例50〕李×，男，六十五歲，解放軍總政治部領導。於一九八三年六月十二日就診。診斷：冠心病、心絞痛。主症：冠心病已六年，曾有高血壓病史。近日因陣發性心前區痛急診入院，經靜脈輸肝素液，近來病情好轉，基本穩定。檢診時，脈搏每分鐘六十次，肺、肝正常，心電圖不正常，見冠狀動脈供血不足，T波倒直。經行氣功點穴、外氣導引治療十次後，上述不適症狀有改善，尤其是過去的胸悶、氣短症狀明顯好轉。

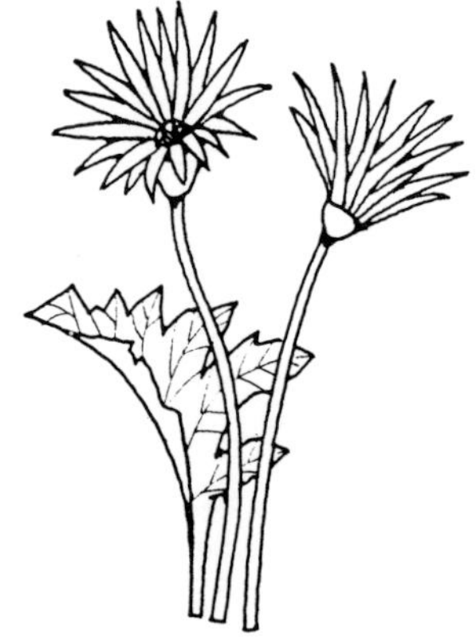

附錄二：十二正經和奇經八脈圖譜

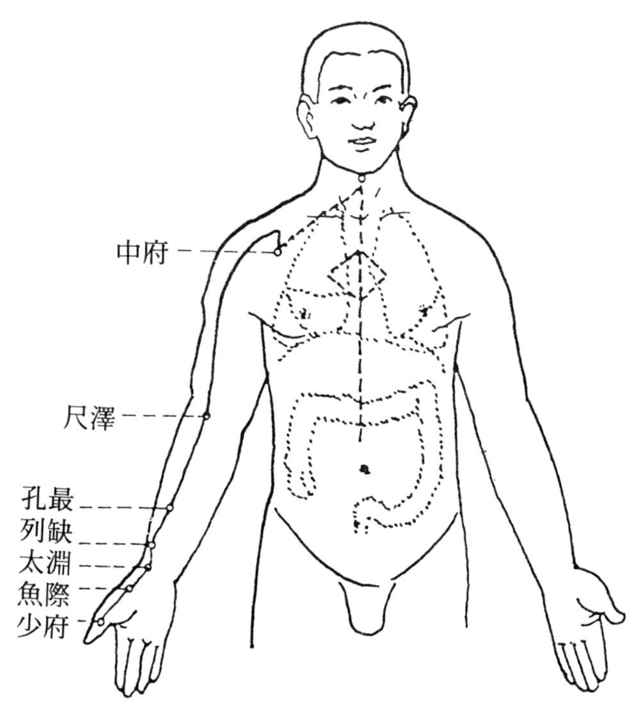

圖33　手太陰肺經

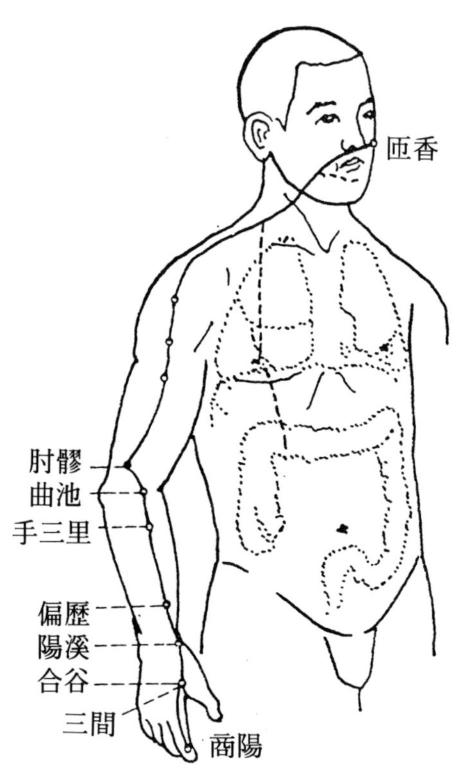

圖34　手陽明大腸經分布示意及其常用穴

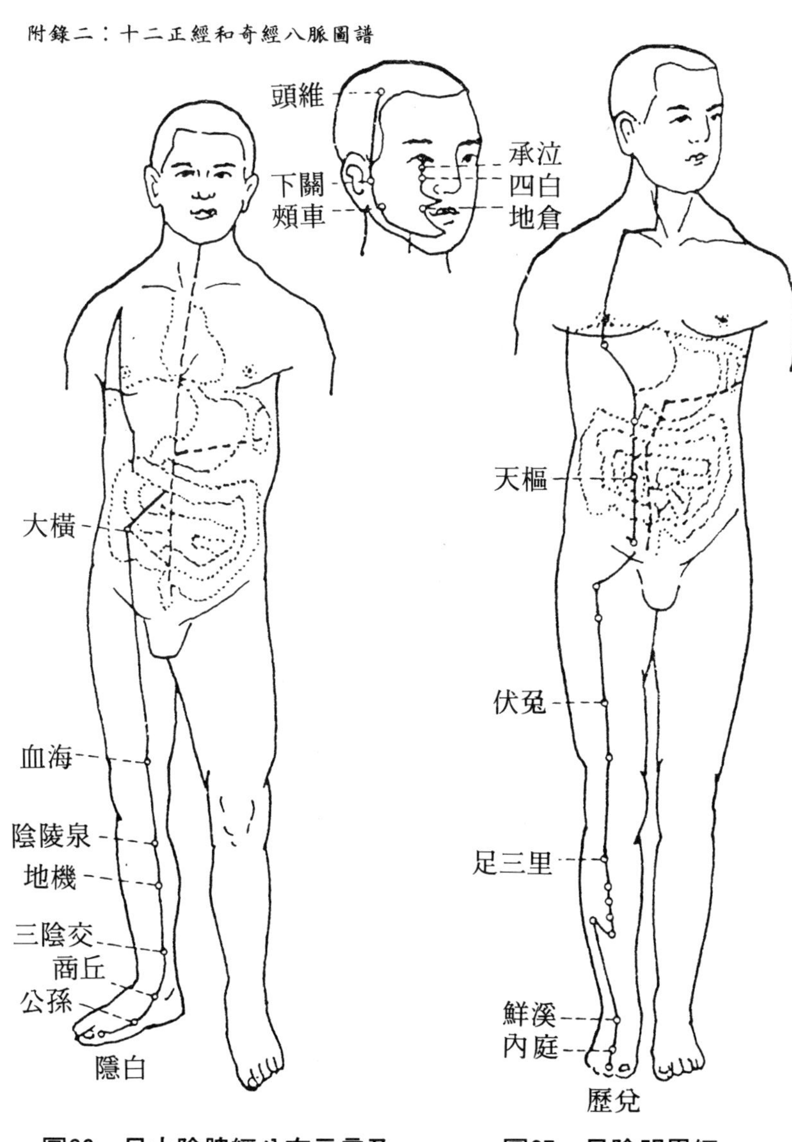

圖36　足太陰脾經分布示意及其常用穴

圖35　足陰明胃經

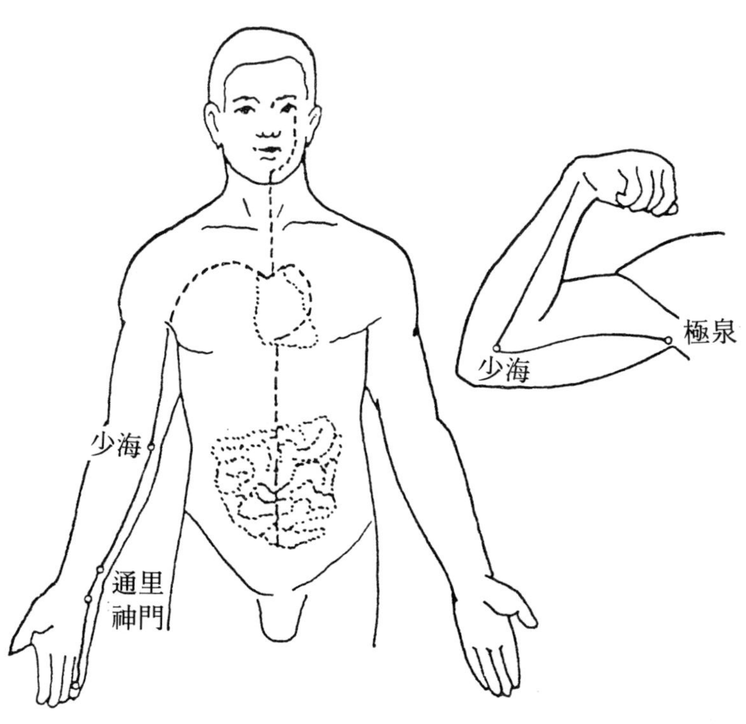

圖37　手少陰心經分布示意及其常用穴

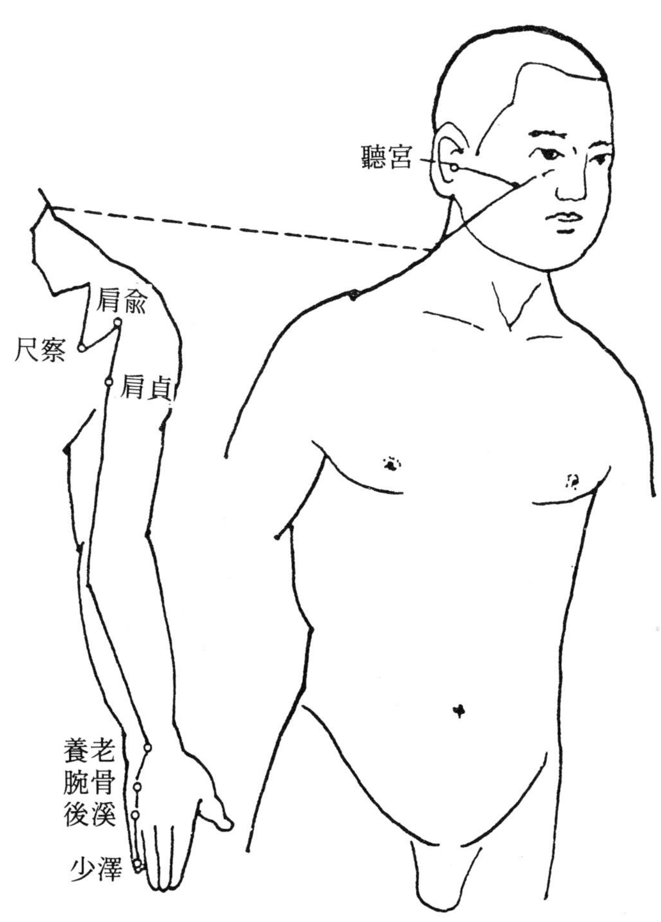

圖38　手太陽小腸經分布示意及其常用穴

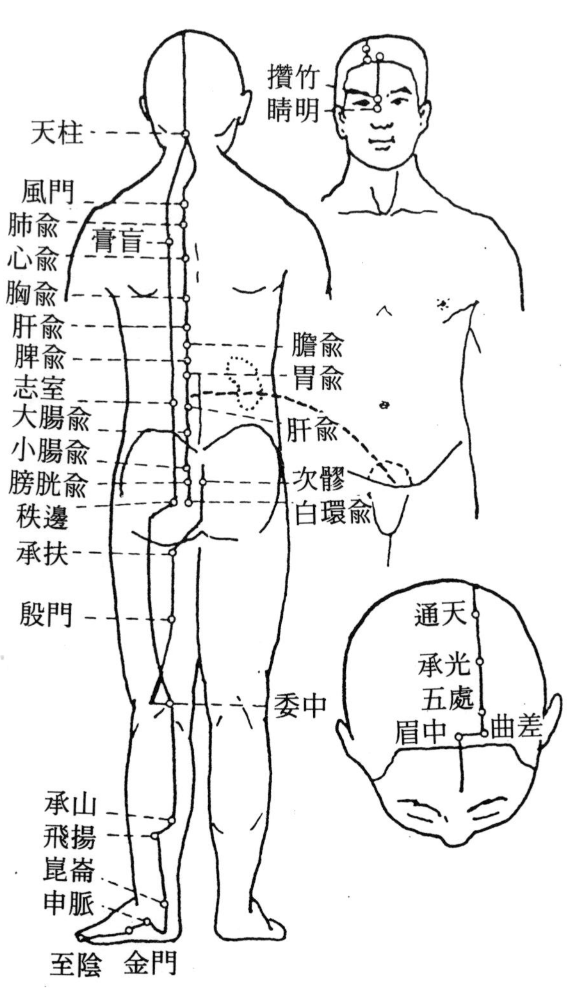

圖39　足太陽膀胱經分布示意及常用穴

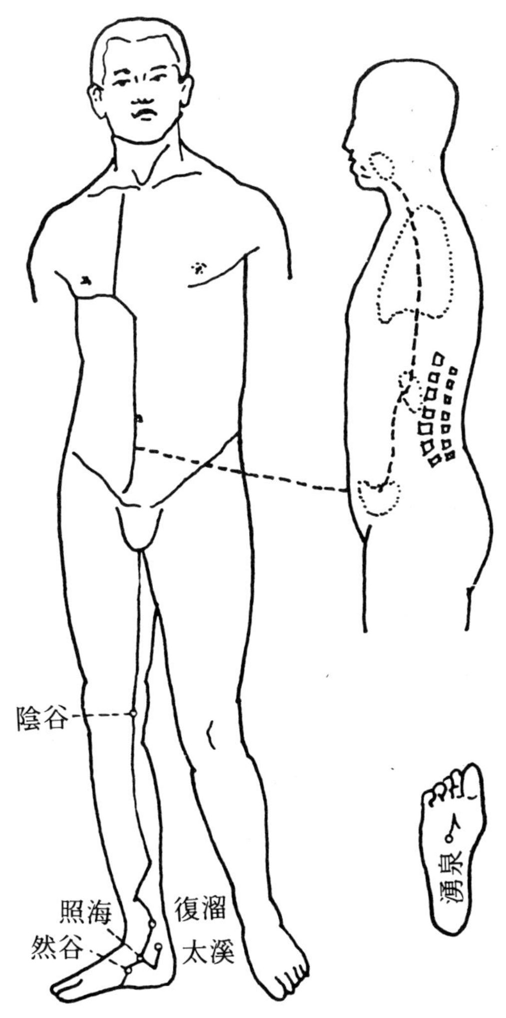

圖40　足少陰腎經分布示意及常用穴

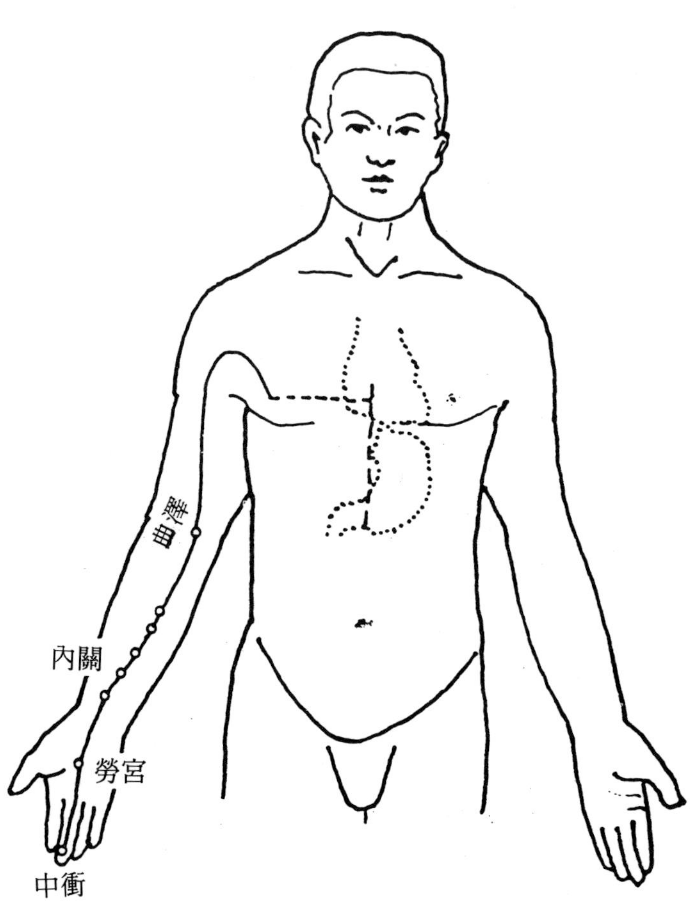

圖41　手厥陰心包經分布示意及常用穴

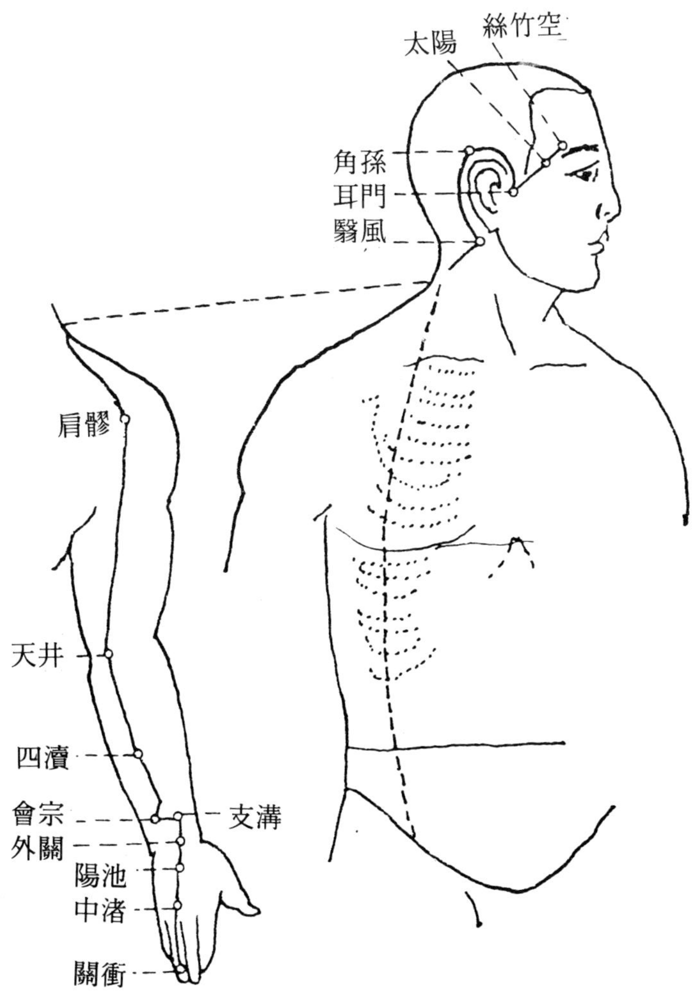

圖42　手少陽三焦經分布示意及常用穴

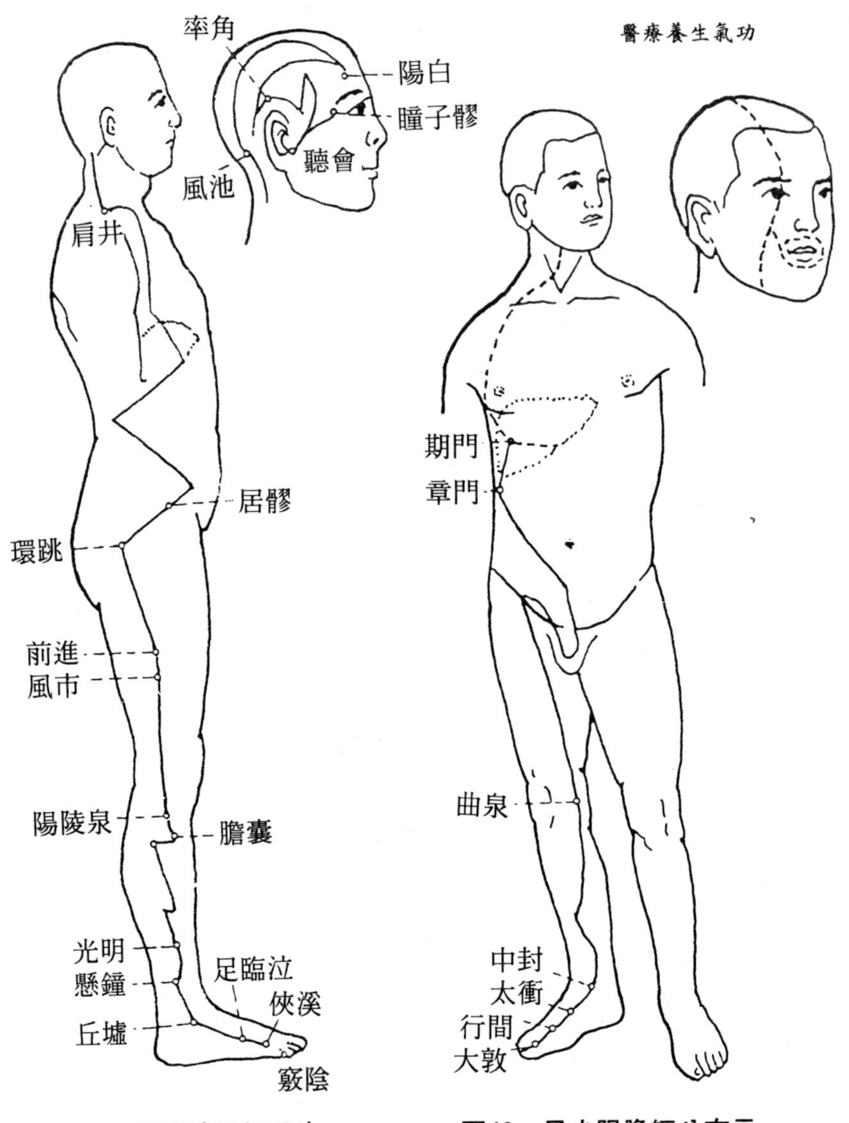

圖44　足厥陰肝經分布示意及常用穴

圖43　足少陽膽經分布示意及其常用穴

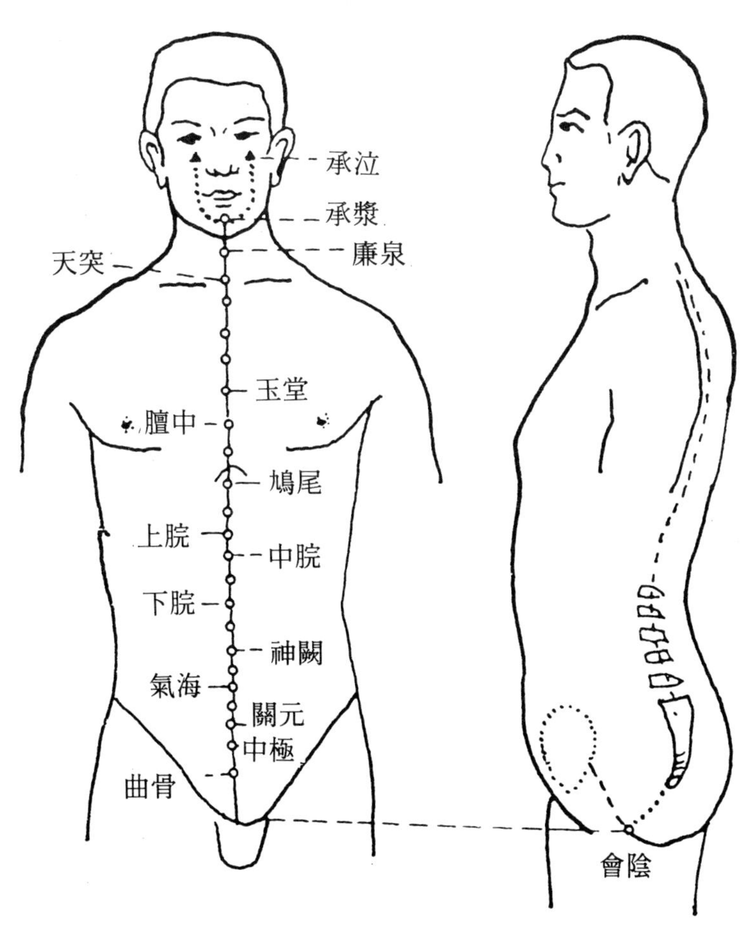

圖45　任脈分布示意

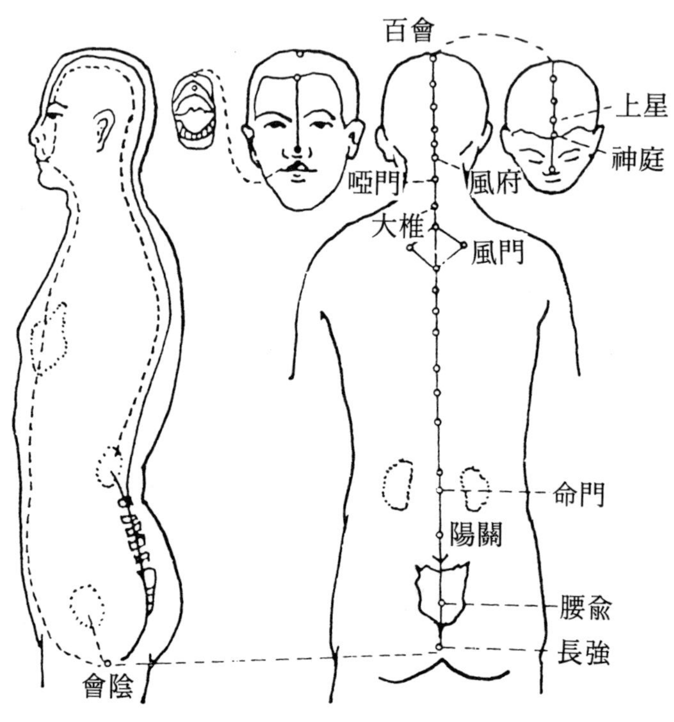

圖46　督脈分布示意

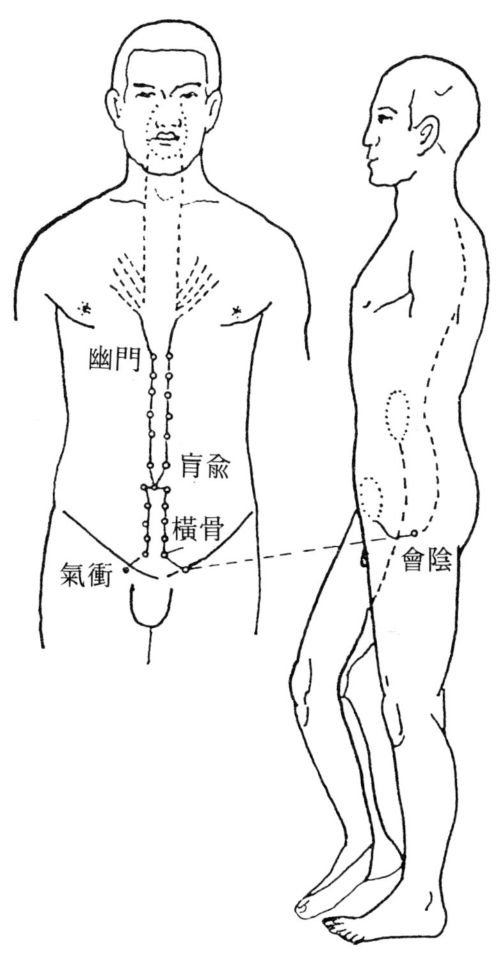

圖47　衝脈分布示意

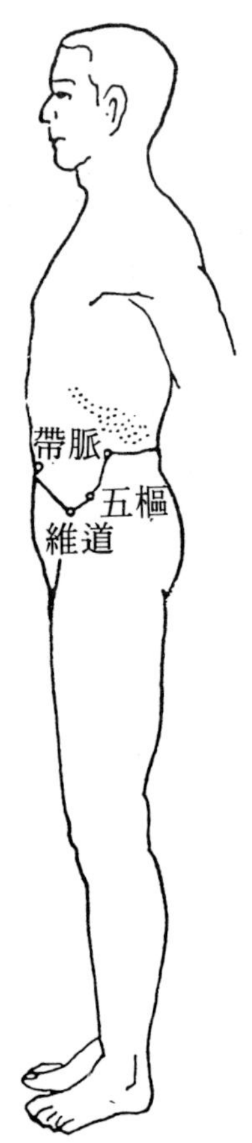

圖48　帶脈分布示意

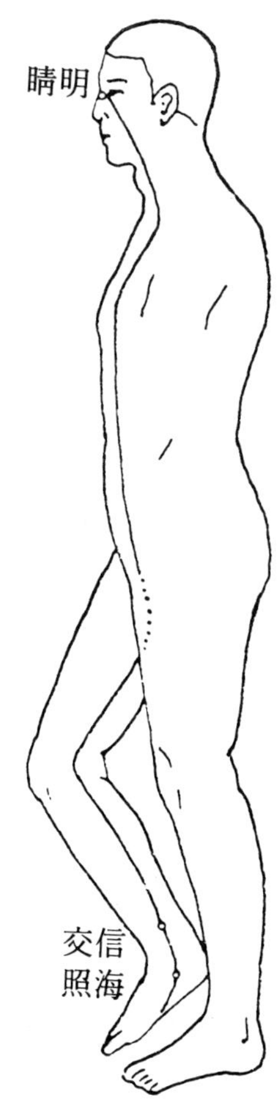

圖49　陽蹺脈分布示意

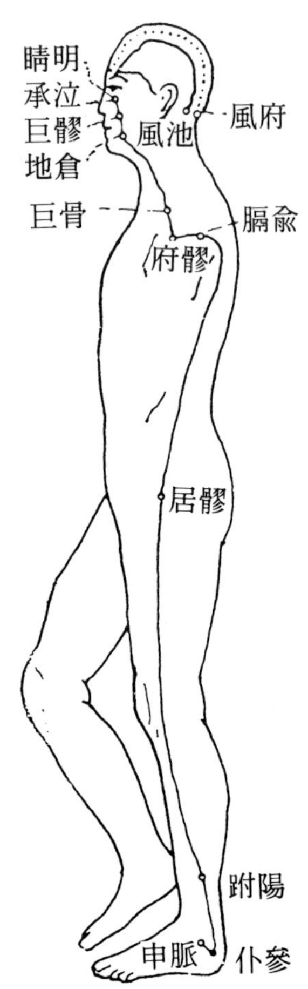

圖50 陽蹻脈分布示意

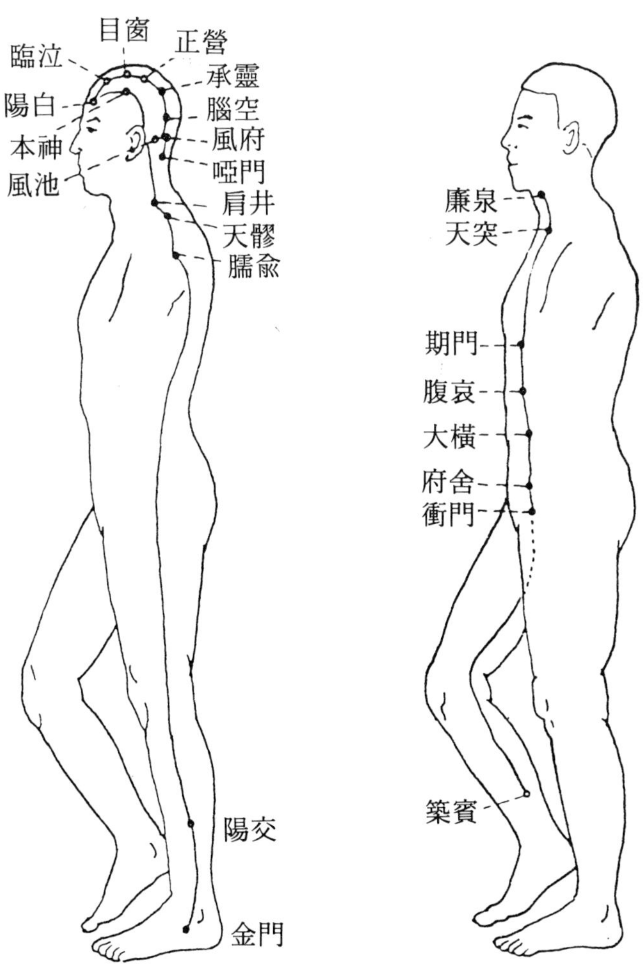

圖52　陽維脈分布示意

圖51　陰維脈分布示意

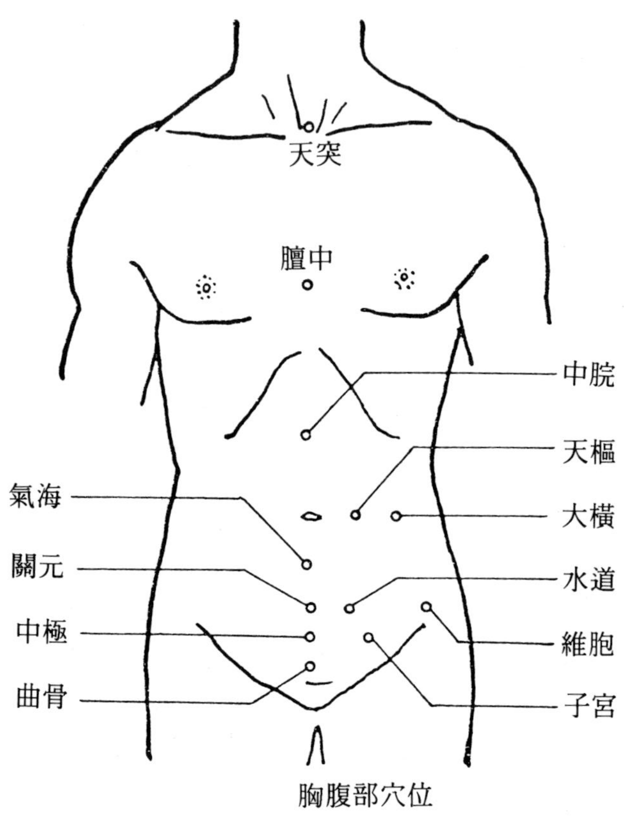

圖53　氣功常用穴位圖(1)

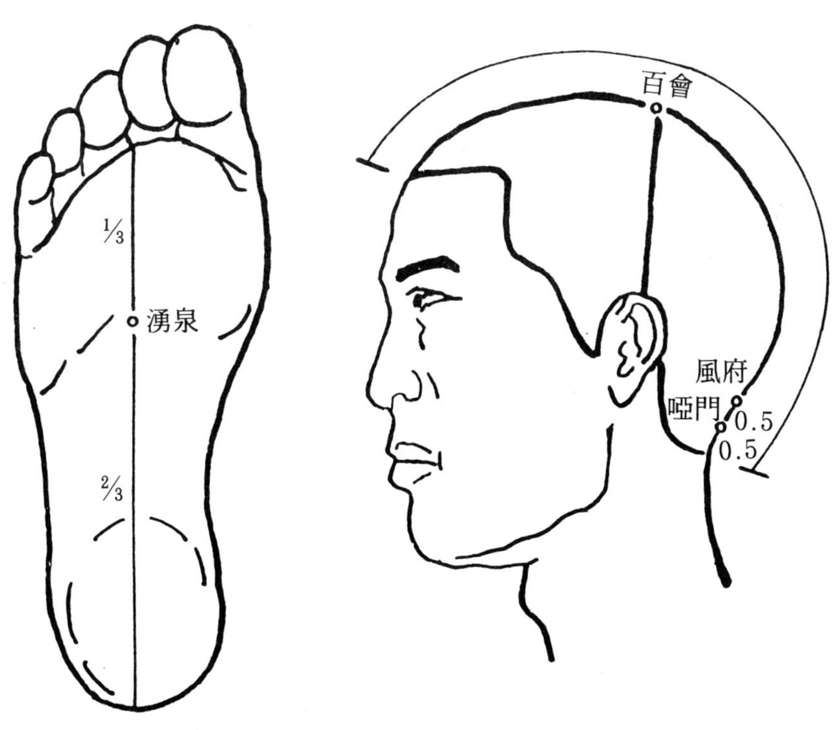

圖54　氣功常用穴位圖(2)

黃孝寬小傳

中國北京中國人民解放軍總醫院（三〇一醫院）醫療氣功室主治醫師黃孝寬先生，是軍內外青年醫師中最先開展氣功醫療的探索者。他從青少年時就開始習練少林氣功，功底精深。曾得到國家衛生部中醫研究院著名內功點穴專家盧英樺教授的指教，又受原國務院僑辦副主任連貫同志的推崇，曾為臣贊法師治病時而得教誨。經過幾十年辛勤苦練的黃醫師，不僅習練強身的少林內功，而且掌握了氣功點穴與外氣導引的奇術，又擅長中醫中藥治療。

黃醫師自七〇年代步入軍旅，先後畢業於總後醫專和軍醫進修學院。他運用醫學科學理論指導實踐，勤於探索，勇於創新，遂自成一家。擅長各種醫療氣功的治療方法，自我練功養生方法，熟練掌握運用醫療氣功點穴、撥筋、推拿、外氣導引等手法。能治療多種疾病，特別是對高血壓、冠心病、糖尿病、潰瘍病、神經衰弱及頸肩腰腿痛等常見病有較好的療效。對一些疑難病如偏癱、截癱、癌症的治療也有一定的效果。因此，他的醫術和療效博得國內外衆多病人和同行專家們的贊賞，被譽為著名的高級醫療氣功專家。經他治療的國內外患者，上至軍、政高級領導，下至普通人士，多達數萬人。一九七六年黃醫師隨總醫院醫療隊並擔任醫療分隊長，前往河北省平山縣西柏坡等地，為老區人民上門送醫送藥。他利用氣功點穴、撥筋、推拿、針灸及中醫中藥技術為患者解除疾苦，深受當地群衆的贊賞。三年之後，黃醫師再次隨總醫院醫療隊到河北保定地區，為當地群衆進行氣功點穴、撥筋、推拿、針灸並用中醫中藥治病，都深受群衆歡迎。

一九八二年，黃醫師為美國哈佛醫學院氣功訪華團現場表演治療，深得美國朋友贊揚，並為全美針灸雜誌所報導。以後，衛生部在廬山舉辦氣功訓練班及學術討論會，黃醫師作閉幕報告。他多次參加軍內、國內及國際學校交流活動，經常在北京和外地進行帶功講學報告，曾作為三屆國際醫學氣功培訓班授課主講老師。他有許多海外學生遍佈三十多個國家和地區。

一九八九年，應日本日中氣功學會邀請，國務院中醫藥管理局組織第一個醫學氣功代表團出訪日本，黃醫師任領隊，在日本十幾個城市中講學。同年，應北韓國家領導人的邀請，及受楊尚昆主席等首長的委派，黃醫師獨自赴朝鮮講學及進行醫療氣功保健治療活動，得到好評。

一九九二年，應美國國際針灸醫學院院長張連生先生的邀請，去美國進行醫療氣功講學及交流活動，得到聯合國官員和紐約華僑界領袖、中華公所主席余保賢先生的熱情接待和高度評價。他贊揚黃醫師運用氣功外氣導引，治療腦偏癱和下肢截癱等疾病，效果神奇，深受歡迎。同年六月，黃醫師又受國家主席楊尚昆等中央首長的委派，以援外醫學專家的身份再度訪問北韓。同年六月二十五日黃醫師在北韓國家的萬壽堂被授予北韓國家國際二級友誼功勛章。命令是金日成主席親自簽發的。授勛儀式由北韓最高人民委員會秘書長主持。這是我國氣功界、軍隊醫學界第一次榮獲外國國家元首授予的勛章榮譽。

黃醫師曾發表《國內外氣功動態》、《氣功外氣的客觀物質》、《氣功能量點穴止痛的療效觀察》、《氣功治療婦科有關疾病》、《氣功外氣治療近視六十一例療效總結》、《外氣治療腦偏、截癱的療效總結》等論文數十篇，以及《中華氣功點穴療法精粹》、《氣功與強身治病》、《氣功與防治癌症》等專著。

與此同時，黃醫師還積極參與中華氣功進修學院的籌建工作以及《中華氣功》雜誌的編審工作。

黃醫師兼任中華氣功進修學院教授和副院長，日本日中氣功學會高級技術顧問，美國國際針灸醫學院中醫氣功學教授，中國康復協會會員，北京中醫學會會員，中國醫學氣功學會理事，世界醫學氣功學會特聘醫療氣功專家等。國內外數十家新聞單位曾對黃醫師進行過多次報導。他被選入《軍中名醫》。他的名字與事蹟被收入《中國當代中醫名人志》一書中。

祁寶龍

一九九二年八月於北京

編後記

本書原名為《養生與長壽》，徐向前元帥生前曾為本書題寫書名。為本書作序的是大陸著名神經外科專家、原第四軍醫大學校長、軍事醫學院長、總後衛生部長、中國醫學百科全書副主任編審涂通今教授。為本書撰寫作者小傳的祁寶龍先生是國內著名攝影專家，主任編審，又長期擔任政府領導人物畫册編審攝影工作。

在本書付梓之際，特此向以上各位首長、專家表示感謝！

作者

大展出版社有限公司	圖書目錄
地址：台北市北投區11204 致遠一路二段12巷1號 郵撥： 0166955～1	電話：(02) 8236031 8236033 傳眞：(02) 8272069

•法律專欄連載•電腦編號58

台大法學院 法律學系／策劃 法律服務社／編著

①別讓您的權利睡著了[1]	180元
②別讓您的權利睡著了[2]	180元

•趣味心理講座•電腦編號15

①性格測驗 1	探索男與女	淺野八郎著	140元
②性格測驗 2	透視人心奧秘	淺野八郎著	140元
③性格測驗 3	發現陌生的自己	淺野八郎著	140元
④性格測驗 4	發現你的真面目	淺野八郎著	140元
⑤性格測驗 5	讓你們吃驚	淺野八郎著	140元
⑥性格測驗 6	洞穿心理盲點	淺野八郎著	140元
⑦性格測驗 7	探索對方心理	淺野八郎著	140元
⑧性格測驗 8	由吃認識自己	淺野八郎著	140元
⑨性格測驗 9	戀愛知多少	淺野八郎著	140元
⑩性格測驗10	由裝扮瞭解人心	淺野八郎著	140元
⑪性格測驗11	敲開內心玄機	淺野八郎著	140元
⑫性格測驗12	透視你的未來	淺野八郎著	140元
⑬血型與你的一生		淺野八郎著	140元
⑭趣味推理遊戲		淺野八郎著	140元

•婦幼天地•電腦編號16

①八萬人減肥成果	黃靜香譯	150元
②三分鐘減肥體操	楊鴻儒譯	130元
③窈窕淑女美髮秘訣	柯素娥譯	130元
④使妳更迷人	成　玉譯	130元
⑤女性的更年期	官舒妍編譯	130元
⑥胎內育兒法	李玉瓊編譯	120元
⑧初次懷孕與生產	婦幼天地編譯組	180元

⑨初次育兒12個月	婦幼天地編譯組	180元
⑩斷乳食與幼兒食	婦幼天地編譯組	180元
⑪培養幼兒能力與性向	婦幼天地編譯組	180元
⑫培養幼兒創造力的玩具與遊戲	婦幼天地編譯組	180元
⑬幼兒的症狀與疾病	婦幼天地編譯組	180元
⑭腿部苗條健美法	婦幼天地編譯組	150元
⑮女性腰痛別忽視	婦幼天地編譯組	150元
⑯舒展身心體操術	李玉瓊編譯	130元
⑰三分鐘臉部體操	趙薇妮著	120元
⑱生動的笑容表情術	趙薇妮著	120元
⑲心曠神怡減肥法	川津祐介著	130元
⑳內衣使妳更美麗	陳玄茹譯	130元
㉑瑜伽美姿美容	黃靜香編著	150元
㉒高雅女性裝扮學	陳珮玲譯	180元

•青 春 天 地• 電腦編號17

①A血型與星座	柯素娥編譯	120元
②B血型與星座	柯素娥編譯	120元
③O血型與星座	柯素娥編譯	120元
④AB血型與星座	柯素娥編譯	120元
⑤青春期性教室	呂貴嵐編譯	130元
⑥事半功倍讀書法	王毅希編譯	130元
⑦難解數學破題	宋釗宜編譯	130元
⑧速算解題技巧	宋釗宜編譯	130元
⑨小論文寫作秘訣	林顯茂編譯	120元
⑩視力恢復！超速讀術	江錦雲譯	130元
⑪中學生野外遊戲	熊谷康編著	120元
⑫恐怖極短篇	柯素娥編譯	130元
⑬恐怖夜話	小毛驢編譯	130元
⑭恐怖幽默短篇	小毛驢編譯	120元
⑮黑色幽默短篇	小毛驢編譯	120元
⑯靈異怪談	小毛驢編譯	130元
⑰錯覺遊戲	小毛驢編譯	130元
⑱整人遊戲	小毛驢編譯	120元
⑲有趣的超常識	柯素娥編譯	130元
⑳哦！原來如此	林慶旺編譯	130元
㉑趣味競賽100種	劉名揚編譯	120元
㉒數學謎題入門	宋釗宜編譯	150元
㉓數學謎題解析	宋釗宜編譯	150元
㉔透視男女心理	林慶旺編譯	120元

㉕少女情懷的自白　李桂蘭編譯　120元
㉖由兄弟姊妹看命運　李玉瓊編譯　130元
㉗趣味的科學魔術　林慶旺編譯　150元
㉘趣味的心理實驗室　李燕玲編譯　150元
㉙愛與性心理測驗　小毛驢編譯　130元
㉚刑案推理解謎　小毛驢編譯　130元
㉛偵探常識推理　小毛驢編譯　130元
㉜偵探常識解謎　小毛驢編譯　130元
㉝偵探推理遊戲　小毛驢編譯　130元
㉞趣味的超魔術　廖玉山編著　150元
㉟趣味的珍奇發明　柯素娥編著　150元

•健 康 天 地• 電腦編號18

①壓力的預防與治療　柯素娥編譯　130元
②超科學氣的魔力　柯素娥編譯　130元
③尿療法治病的神奇　中尾良一著　130元
④鐵證如山的尿療法奇蹟　廖玉山譯　120元
⑤一日斷食健康法　葉慈容編譯　120元
⑥胃部強健法　陳炳崑譯　120元
⑦癌症早期檢查法　廖松濤譯　130元
⑧老人痴呆症防止法　柯素娥編譯　130元
⑨松葉汁健康飲料　陳麗芬編譯　130元
⑩揉肚臍健康法　永井秋夫著　150元
⑪過勞死、猝死的預防　卓秀貞編譯　130元
⑫高血壓治療與飲食　藤山順豐著　150元
⑬老人看護指南　柯素娥編譯　150元
⑭美容外科淺談　楊啟宏著　150元
⑮美容外科新境界　楊啟宏著　150元
⑯鹽是天然的醫生　西英司郎著　140元

•實用女性學講座• 電腦編號19

①解讀女性內心世界　島田一男著　150元
②塑造成熟的女性　島田一男著　150元

•校 園 系 列• 電腦編號20

①讀書集中術　多湖輝著　150元
②應考的訣竅　多湖輝著　150元
③輕鬆讀書贏得聯考　多湖輝著　150元

•實用心理學講座•電腦編號21

①拆穿欺騙伎倆	多湖輝著	140元
②創造好構想	多湖輝著	140元
③面對面心理術	多湖輝著	140元
④僞裝心理術	多湖輝著	140元
⑤透視人性弱點	多湖輝著	140元
⑥自我表現術	多湖輝著	150元
⑦不可思議的人性心理	多湖輝著	150元
⑧催眠術入門	多湖輝著	150元
⑨責罵部屬的藝術	多湖輝著	150元
⑩精神力	多湖輝著	150元

•超現實心理講座•電腦編號22

①超意識覺醒法	詹蔚芬編譯	130元
②護摩秘法與人生	劉名揚編譯	130元
③秘法！超級仙術入門	陸　明譯	150元
④給地球人的訊息	柯素娥編著	150元
⑤密教的神通力	劉名揚編著	130元
⑥神秘奇妙的世界	平川陽一著	180元

•養 生 保 健•電腦編號23

①醫療養生氣功	黃孝寬著	250元

•心 靈 雅 集•電腦編號00

①禪言佛語看人生	松濤弘道著	150元
②禪密教的奧秘	葉逯謙譯	120元
③觀音大法力	田口日勝著	120元
④觀音法力的大功德	田口日勝著	120元
⑤達摩禪106智慧	劉華亭編譯	150元
⑥有趣的佛教研究	葉逯謙編譯	120元
⑦夢的開運法	蕭京凌譯	130元
⑧禪學智慧	柯素娥編譯	130元
⑨女性佛教入門	許俐萍譯	110元
⑩佛像小百科	心靈雅集編譯組	130元
⑪佛教小百科趣談	心靈雅集編譯組	120元
⑫佛教小百科漫談	心靈雅集編譯組	150元

國家圖書館出版品預行編目資料

醫療養生氣功／黃孝寬編著；──初版
──臺北市──大展；民83
面　公分──（養生保健；1　）
ISBN 957-557-459-1（平裝）

1. 氣功　2. 健康法

411.12　83005907

行政院新聞局局版臺陸字 第100128號核准
北京中國國際廣播出版社授權中文繁體字版

ISBN 957-557-459-1

醫療養生氣功

著　者／黃　孝　寬
發 行 人／蔡　森　明
出 版 者／大展出版社有限公司
社　址／台北市北投區（石牌）致遠一路二段12巷1號
電　話／(02) 8236031・8236033
傳　眞／(02) 8272069
郵政劃撥／0166955－1
登 記 證／局版臺業字第2171號
承 印 者／國順圖書印刷公司
裝　訂／嶸興裝訂有限公司
排 版 者／千兵企業有限公司
電　話／(02) 8812643
初版1刷／1994年（民83年）8月
2　刷／1997年（民86年）7月

定　價／250元

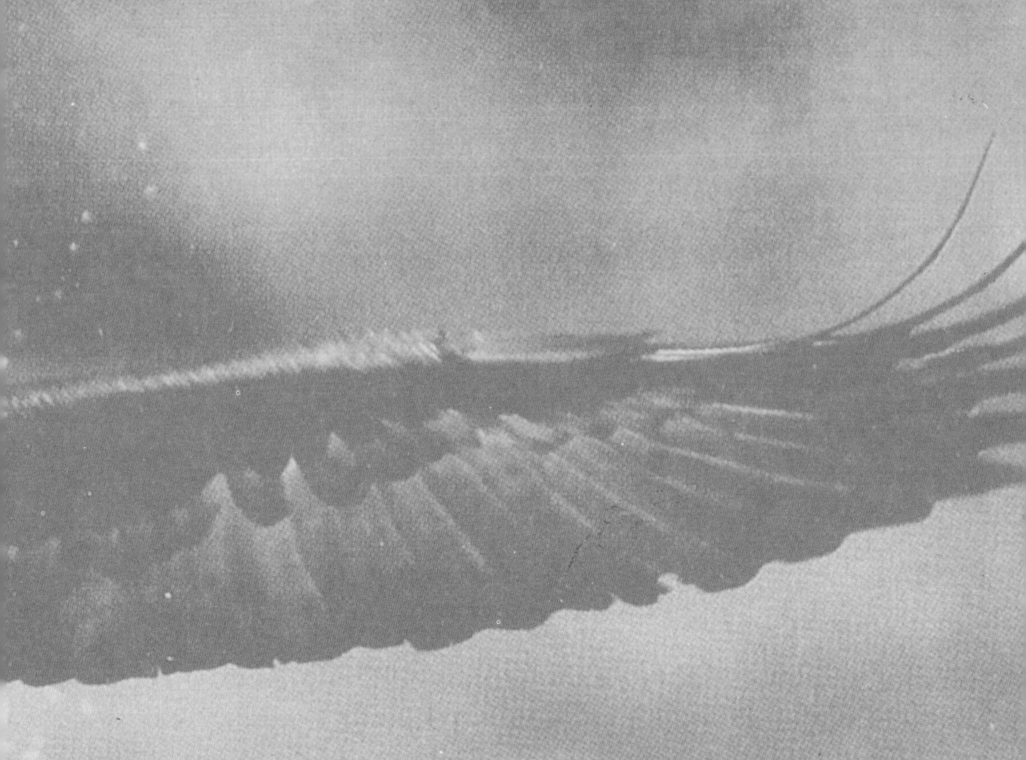

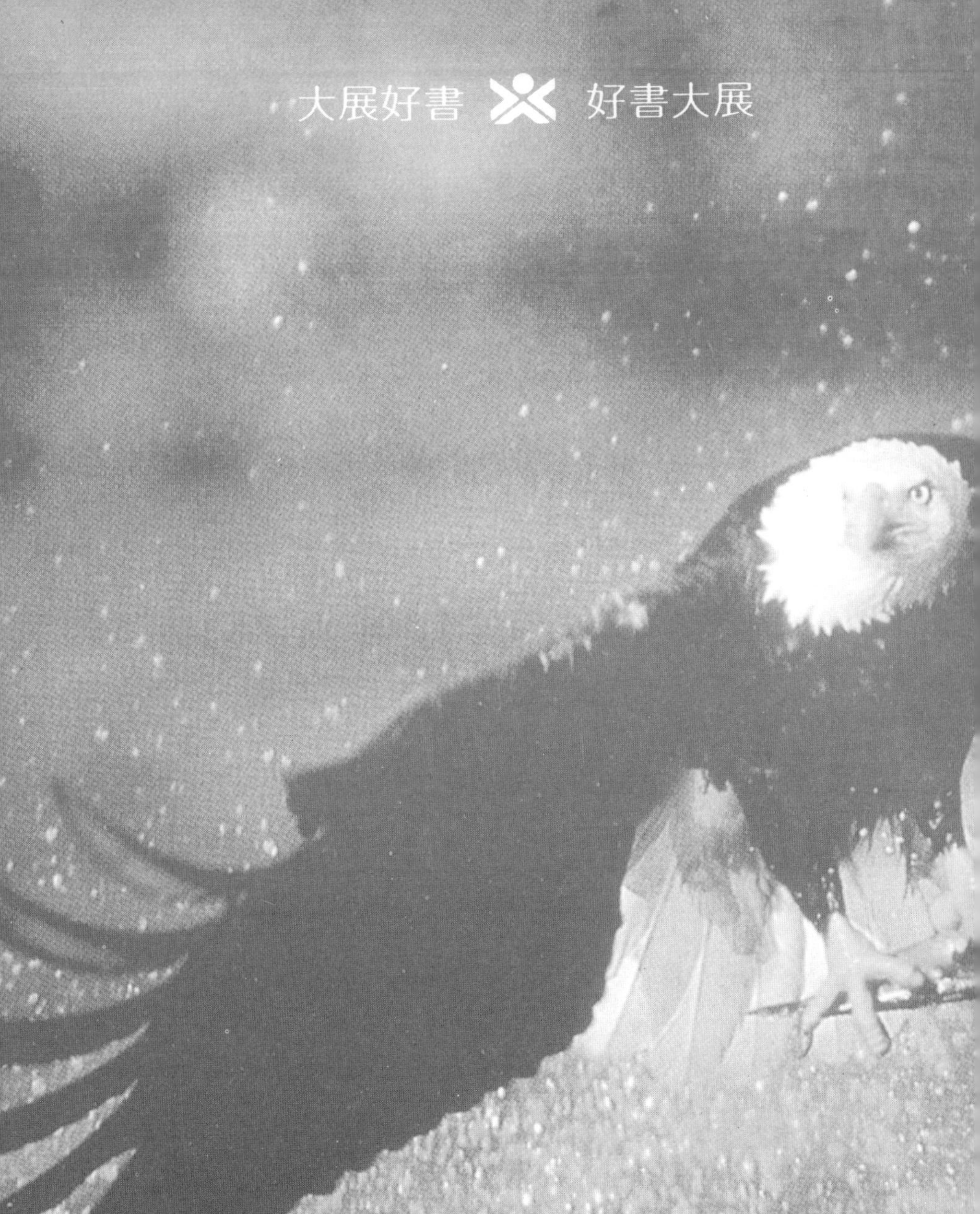
大展好書　好書大展